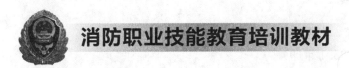

消防职业技能教育培训教材

灾害现场急救

主 编 汪正荣 李 秀
参 编 王 璐 高 宁

南京大学出版社

图书在版编目(CIP)数据

灾害现场急救 / 汪正荣,李秀主编. — 南京:南京大学出版社,2018.12(2025.1 重印)

ISBN 978-7-305-20674-0

Ⅰ.①灾… Ⅱ.①汪… ②李… Ⅲ.①灾害—急救 Ⅳ.①R459.7

中国版本图书馆 CIP 数据核字(2018)第 172209 号

出版发行　南京大学出版社

社　　址　南京市汉口路 22 号　　　　邮　编　210093

书　　名　**灾害现场急救**
　　　　　ZAIHAI XIANCHANG JIJIU

主　　编　汪正荣　李　秀

责任编辑　甄海龙　蔡文彬　　　　编辑热线　025-83592146

照　　排　南京南琳图文制作有限公司

印　　刷　盐城市华光印刷厂

开　　本　787 mm×1092 mm　1/16 开　印张 12　字数 265 千

版　　次　2025 年 1 月第 1 版第 4 次印刷

ISBN 978-7-305-20674-0

定　　价　39.00 元

网址:http://www.njupco.com
官方微博:http://weibo.com/njupco
官方微信号:njupress
销售咨询热线:(025)83594756

消防职业技能教育培训教材
编委会

前　言

随着我国经济社会快速发展,各种传统与非传统安全威胁相互交织,公共安全形势日益严峻,而消防救援队伍作为国家综合性常备应急骨干力量,应急救援任务日趋繁重。面对火灾、爆炸、地震和群众遇险等需要应急救援的突发状况,如何提高消防员灾害现场的急救处置能力,提升消防救援队伍战斗力,促进人才队伍建设,是当前迫切需要解决的问题,也是我们编写本套教材的初衷和目的。

本套教材紧盯新时期消防救援队伍训练实战化需求,遵循职业教育规律和特点,总结了灭火救援、执勤训练和教育培训经验,同时吸收了消防技术新理论、新成果和先进理念。教材编写注重实用、讲求实效,不追求内容的理论深度,而讲求知识的实用性和技能的可操作性,紧密结合灭火救援实战,将相关的知识和技能加以归纳、提炼,使读者既可以系统学习,也可以随用随查,以便于广大消防从业人员查阅、使用,不断提高消防职业技能水平。

本教材由汪正荣、李秀任主编。参加编写的人员有:李秀(第一、五、九章),汪正荣(第二、三、四、七章),王璐(第六章),高宁(第八章)。

本教材在编写过程中,得到了应急管理部消防救援局和兄弟单位关心和支持,在此一并表示感谢。

由于编写人员水平有限,难免出现错误和不足之处,敬请读者批评指正。

消防职业技能教育培训教材编委会

二〇一八年十二月十六日

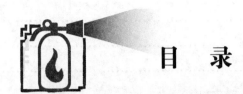

目 录

MU LU

第一章
绪 论

21世纪,我们生存的地球处于一个非常活跃的时期。人类社会飞速发展,人口数量快速增长,人类社会的活动更加多元化,地震、洪水、台风、雪灾等灾害随之频繁发生。与此同时,在生产活动过程中火灾、交通事故、溺水、触电、中毒、非典、战争等各类突发事件也越来越多,这些已经对人类社会造成了巨大的危害。如何将灾害和突发事件带来的损失降低到最小,不让灾害变成灾难,使遭受创伤的伤病员得到及时有效的医疗救助,减少人员的死亡率,降低人员的伤残率,最大限度地减轻伤病员的痛苦,是我们灾害现场急救工作的主要目标和任务。

现场急救是急救的第一步,也是最重要、最能体现"急"与"救"的阶段。在我国,急救存在薄弱环节——就是院前的现场急救,而现场急救的薄弱核心是作为现场第一目击者的民众不会急救。急不是慢,救不是治,事实证明,关键的救命黄金时间为4分钟,每一分钟的流逝都不是用金钱能衡量的。2000年安南先生曾讲道:"我们的世界比任何时候更容易受到灾害的伤害,灾害造成死亡的人数在不断加大,灾害的经济损失也在迅猛地增长,我们相当被动。"灾害是不可避免的,而减轻灾害则是可能的,也是必须的。人的生命是宝贵的,关键就在于它对每个人都只有一次。急救关乎生命,实施才是根本!

第一节　灾害与突发公共事件概述

一、灾害

灾害是人类依赖的自然界中所发生的异常现象,灾害对人类社会所造成的危害往往是触目惊心的。它们之中既有地震、火山爆发、泥石流、海啸、台风、洪水等突发性灾害,也有地面沉降、土地沙漠化、干旱、海岸线变化等在较长时间中才能逐渐显现的渐变性灾害,还有臭氧层变化、水体污染、水土流失、酸雨等人类活动导致的环境灾害。这些灾害和环境破坏之间又有着复杂的相互联系。灾害都具有消极的或破坏的作用,是人与自然矛盾的一种表现形式,具有自然和社会两重属性,是人类过去、现在、将来所面对

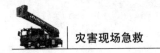

的最严峻的挑战之一。

世界范围内重大的突发性灾害包括洪涝、台风、风暴潮、冻害、雹灾、海啸、地震、火山爆发、滑坡、泥石流、森林火灾、农林病虫害、宇宙辐射(极少出现,影响小)等。我国人口众多,地域辽阔,气候多变,地质条件复杂,是世界上灾害最多、灾害损失最严重的国家之一,不仅灾害种类繁多、发生频次高、分布范围广,且有日益加重的趋势,主要包括地震、台风、暴雨、洪水、内涝、高温、雷电、大雾、灰霾、泥石流、山体滑坡、海啸、道路结冰、龙卷风、冰雹、暴风雪、崩塌、地面塌陷、沙尘暴等,每年都要在全国和局部地区发生,造成大范围的损害或局部地区的毁灭性打击。

(一)灾害的概念

灾害一般指凡能对社会经济、人类健康和生命产生破坏或损害的各种自然变异现象或人为事件,其强调自然现象产生的客观变化。根据世界卫生组织(WHO)的定义,任何能引起设施破坏、经济严重损伤、人员伤亡、人的健康状况及社会卫生服务条件恶化的事件,当其破坏力超过了所发生地区所能承受的程度而不得不向该地区以外的地区求援时,就称为灾害。所以,灾害是对能够给人类和人类赖以生存的环境造成破坏性影响的事件总称。

但是,如果地震、台风等发生在无人的地方,没有造成人员伤亡,仅视为单纯自然现象,不能称为灾害。

(二)灾害的分类

灾害的分类方法一般有五种。

1. 按灾害发生的原因分类

可分为自然灾害和人为灾害。自然灾害主要是与地球物理有关的灾害;而人为灾害则种类繁多,目前人们比较关注的有战争、车祸,以及各类与生产和公共活动有关的安全事故。

(1) 自然灾害

我国自然灾害种类繁多,但关于自然灾害的分类原则和方法目前尚不统一。根据灾害的成因和我国灾害管理现状,将自然灾害分为七大类:气象灾害、海洋灾害、洪水灾害、地质灾害、地震灾害、农作物生物灾害、森林生物灾害及森林火灾。但与我们日常生活关系密切的灾害主要有以下几类。

① 地质灾害:泥石流、滑坡、崩塌、地面下沉、地震等。

② 洪涝灾害:雨涝、洪水、凌汛灾害、地震水灾等。

③ 大风灾害:台风、寒潮大风、雷暴大风、龙卷风等。

④ 热带气旋灾害:热带气旋是一种发生在热带或副热带海洋上的气旋性涡旋。强烈的热带气旋伴有狂风、暴雨、巨浪、风暴潮,活动范围很广,具有很强的破坏力,是一种重要的灾害性天气现象。我国是世界上少数几个受热带气旋严重影响的国家之一。

⑤ 冰雹灾害:根据冰雹大小及其破坏程度,可将雹害分为轻雹害、中雹害和重雹害

3级。冰雹对农作物的危害相当大,我国是世界上雹灾较多的国家之一。

⑥ 海洋灾害:风暴潮、灾害性海浪、海冰、海啸、赤潮等。

（2）人为灾害

① 火灾灾害:城市火灾、工矿火灾、农村火灾、森林火灾、其他火灾等。

② 爆炸灾害:锅炉爆炸、火药爆炸(鞭炮爆炸、炸药爆炸)、石油化工制品爆炸、工业粉尘爆炸。

③ 交通事故灾害:公(道)路交通事故、铁路交通事故、民航事故(空难、飞行事故、飞机地面事故)、海事灾害。

④ 建筑物事故灾害:房屋倒塌、桥梁断裂、隧道崩塌等。

⑤ 工伤事故灾害:电伤、烧伤、跌伤、撞伤、割伤等20余种。

⑥ 卫生灾害:医疗事故、中毒事故(食物中毒、煤气中毒、药物中毒、沼气中毒、农药中毒、化学污染物中毒)、职业病(职业中毒、尘肺等9类近百种)、地方病(缺碘病)、传染病(鼠疫、血吸虫病、结核病、病毒性肝炎、性病、霍乱等50余种)、其他疫病(呼吸系统病等)。

⑦ 矿山灾害:矿井崩塌、瓦斯爆炸等。

⑧ 科技事故灾害:航天事故、核事故、计算机事故(计算机犯罪、故障、病毒等)、生物工程事故、医疗科技事故、其他科技事故。

⑨ 战争及恐怖爆炸灾害等。

2. 按灾害发生的速度分类

（1）非常紧急型

多见于人为灾害,此类灾害需要进行现场紧急救援、相应的反应对策的制订和伤员的及时转运等。要求救援人员具有高度熟练的救援技能和快速的反应能力。

（2）紧急型

多见于自然灾害,如地震、台风、火山爆发等。在灾害发生4—5天内,救援人员需要对伤员采取紧急的现场救援。

（3）长期型

如洪水、恶性传染病的传播、旱灾等,需要2—3个月或更长时间的救援,该类灾害要求对伤员采取持续的救护与管理。

3. 按灾害发生地区的特点分类

（1）城市型

一般要考虑各种产业设施的破坏、人口的密集会增加人员伤亡,同时考虑因电、水、煤气等生活用品的供给中断而造成医院瘫痪等情况的出现。

（2）地方型

灾害发生在偏远地区,由于地区的偏僻导致通信和运输等出现故障,这直接影响伤员的救护工作。

4. 按灾害反应规模分类

（1）一级灾害

仅通过协调灾区内部资源就能使灾区恢复原状的灾害。

（2）二级灾害

由于灾害发生的规模比较大，单纯利用灾区内部资源不能恢复灾区原状，还需邻近地区的帮助才能恢复原状的灾害。

（3）三级灾害

灾害发生的程度、规模巨大，需要接受国外大规模救助才能恢复原状的灾害。

5. 按灾害发生时间分类

（1）急性期

主要包括时相0和时相1。时相0是指灾害发生后至灾害后2小时内；时相1是指灾害后2小时至72小时内。

（2）亚急性期

主要是时相2。时相2是指灾害后72小时到灾害后2—3周内。

（3）慢性期

主要是时相3。时相3是在时相2之后至灾害后数月。

（4）重建期至稳定期

经过数年后，从重建期恢复至稳定期。

（三）灾害的特点

1. 突发性灾害

凡是出人意料、突然发生、给人们甚至整个社会带来灾难性后果的灾害，称为突发性灾害。从历史的经验看，灾害的发生是一个动态过程，灾害的发生无规律可循，不可预测其发生的时间、地点以及下一次灾害的复杂程度。灾害的种类繁多、发生率高，不仅导致巨大的财产损失，而且造成大量的人员伤亡，对人类健康和生存可造成深远影响。其具有以下特点：

突发性：突然爆发，来势迅猛，猝不及防，并给社会造成震动或激变。

群体性：群体伤多，短时间内出现大量人员伤亡，医疗需求超过当地的医疗资源。

破坏性：人员伤亡、财产损失、后果严重、难以承受、不可逆转，甚至造成社会机体瓦解和暂时失控。

复杂性：成因复杂，有时一因多灾，有时一灾多因。致伤因子瞬间作用到人体，可伤及多个部位、多个脏器，而造成既有局部损伤，又有全身反应，不停演变和进行性发展的复杂临床表现。尤其在局部伤害的同时常累及心、脑、肺、肾诸多脏器的损伤。加之应激反应和内毒素的释放，免疫机制遭受激惹，电解质、内分泌紊乱，神经、血管、呼吸、循环各系统均难免遭到反复打击，涉及多个学科，常常救治困难，表现为"全身炎症反应综合征"（systemic inflammatory response syndrome, SIRS）和严重休克，若不及时救治，将会导致死亡。

2. 缓发性灾害

亦称渐变性、潜在性灾害。譬如水土流失、环境恶化、海平面上升、地面沉降等。其特点是:缓慢发生,逐渐成灾,影响广泛,持续时间长,具有隐蔽性。如不及时防治,同样可以造成巨大损失。如 1968—1985 年非洲大陆连续干旱,36 国受灾,死亡 200 余万人。

（四）灾害的影响

灾害的影响可表现在个人、社会、辐射人群等几个方面。

1. 个人

灾害对个人的影响主要包括伤亡者的出现、居住地的丧失、生活必需品供应的中断以及身体和精神上的创伤、经济能力的丧失等。

2. 社会

因灾害的发生导致交通及通信的中断,主要行政机构的破坏,消防控制及警力业务的繁重,以及医院的伤员增加、商业系统的瘫痪等。

3. 辐射人群

在经受巨大精神冲击后所产生的外伤后压力综合征,多见于受伤者、死亡者家属、亲戚、目击者、救护人员和儿童以及通过各个媒介获悉的间接经历灾害的人群中。随着受灾者及服务对象健康需求的增加,担任救助任务的人员及志愿者潜在的健康需求也在增加,所以在灾害救援管理中,这些人的健康需求也是不可忽略的一部分。

二、突发公共事件

进入 21 世纪,世界范围内出现了一系列重大危机,如"9·11"事件、非典暴发、禽流感流行及印度洋地震海啸等。在我国,2008 年汶川 8.0 级地震、2010 年青海玉树 7.1 级地震、2011 年浙江温州的高速铁路动车组追尾事故、2015 年天津港爆炸事件等,越来越多的人认识到,加强重大危机事件应对工作势在必行。

（一）突发公共事件的概念

突发公共事件是指突然发生,造成或者可能造成重大人员伤亡、财产损失、生态环境破坏和严重社会危害,需要采取应急处置措施予以应对的自然灾害、事故灾难、公共卫生事件和社会公共安全的紧急事件。

（二）突发公共事件的特点

1. 突发性

突发公共事件能否发生,以及发生的时间、地点、爆发方式、严重程度等都是始料未及的,难以准确把握。主要来源于三方面因素:有些突发事件由难以控制的客观因素引发,有些爆发于人们的知觉盲区,有些爆发于司空见惯的细微之处。

2. 复杂性

突发公共事件往往是各种矛盾激化的结果,总是呈现出一果多因、相互关联、牵一

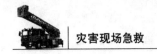

发而动全身的复杂多变状态,处置不当可加大损失,扩大范围,转为政治事件。突发事件防治的组织系统也较复杂,至少包括中央、省市及有关职能部门、社区3个层次。

3. 破坏性

以人员伤亡、财产损失为标志,包括直接损害和间接损害,还体现在对社会心理和个人心理造成的破坏性冲击上,进而渗透到社会生活的各个层面。

4. 持续性

整个人类文明进程中突发事件从未停止过。只能通过共同努力最大限度地降低突发事件发生的频率和次数,减轻其危害程度及对人类造成的负面影响。无数次突发事件使人类反思人与自然的关系,思想更加成熟,行为更加理性。突发事件一旦爆发,总会持续一个过程,表现为潜伏期、爆发期、高潮期、缓解期、消退期。持续性表现为蔓延性和传导性,一个突发事件时常可导致另一个突发事件的发生。

5. 可控性

控制指掌握住使之不超出范围。从系统论看,控制是对系统进行调节以克服系统的不确定性,使之达到所需要状态的活动过程,是人类改造自然、利用自然的重要内容和社会进步的重要标志。中国香港一研究小组使用模型评估不同公共卫生手段对SARS的控制情况。A组为没有采取任何控制措施的发病情况;B组从暴发后30天开始,把出现症状到入院治疗间隔平均缩短2天,可减少19%的伤病员数;C组在B组基础上于第45天停止各区域间人员往来,可减少76%的伤病员数;D组在B组基础上于第45天减少50%人员相互接触和医院感染率,能够阻止疫情增长;E组在B组基础上于第55天减少70%人员相互接触和医院感染率,疫情能得到非常迅速的控制。

6. 机遇性

突发事件存在机遇或机会,但不会凭空掉下来,需要付出代价。机遇的出现有客观原因,偶然性之后有必然性和规律性。只有充分发挥人的主观能动性,通过人自身的努力或变革,才能捕捉住机遇。但突发事件毕竟是人们不愿看到的,不应过分强调其机遇性。是机遇,也需要有忧患意识。

(三)突发公共事件的发展阶段

1. 潜伏期

为起始阶段,矛盾量变和积累,或质变已发生但不明显。突发事件的征兆不断出现,但未造成损害或损害很小。普遍缺乏警惕性,习以为常,对逐步的变化适应,难以区分征兆性质。须保持清醒头脑和高度警惕,并采取适当行动。

2. 爆发期

时间最短、感觉最长,事件急速发展和严峻态势出现。强度上升,事态逐渐升级,引起越来越多媒体注意,烦扰事件不断干扰正常活动;事态影响社会组织正面形象或团队声誉。对社会冲击危害最大,马上引起社会普遍关注,产生很强的震撼力。

3. 高潮期

从人们可感知突发事件造成的人员、物力损失到突发事件无法继续造成明显损失的阶段,损害达最高点,突发事件的六大性质非常显著。

4. 缓解期

损失慢慢减小。时间长短不一,有形损失易恢复且较快,无形损失恢复需很长时间。事态得到初步控制,但未彻底解决。

5. 消退期

得到完全控制,开始恢复生产、重建家园,须加强各种预防知识的宣传。

（四）突发公共事件的分类

1. 突发事件的分类方法

（1）按照成因:自然性突发事件、社会性突发事件。

（2）按照危害性:轻度危害突发事件、中度危害突发事件、重度危害突发事件。

（3）按照可预测性:可预测的突发事件、不可预测的突发事件。

（4）按照可防可控性:可防可控的突发事件、不可防不可控的突发事件。

（5）按照影响范围:地方性突发事件、区域性或国家性突发事件、世界性或国际性突发事件。

① 地方性突发事件。有限范围发生,影响范围小。一般只需要地方政府应急处理机构应对,不需外来协助。但地方政府有责任和义务及时向上级报告,以备扩大延伸和恶化时提供援助。

② 区域性或国家性突发事件。如 SARS、挑战者号、切尔诺贝利核泄漏、库尔斯克海难、哥伦比亚解体。需中央政府出面调度资源救援处理,也需各省或地方政府积极协调配合。民间资源援助也必不可少。

③ 世界性或国际性突发事件。如卢沟桥事件、珍珠港事件、入侵科威特、"9·11"事件。

（6）我国的分类:2006 年 1 月国务院颁布的《国家突发公共事件总体应急预案》规定,根据突发公共事件的发生过程、性质和机制,突发公共事件主要分为以下 4 类。

① 灾害:主要包括水旱灾害、气象灾害、地震灾害、地质灾害、海洋灾害、生物灾害和森林草原火灾等。

② 事故灾难:主要包括工矿商贸等企业的各类安全事故、交通运输事故、公共设施和设备事故、环境污染和生态破坏事件等。

③ 公共卫生事件:主要包括传染病疫情、群体性不明原因疾病、食品安全和职业危害、动物疫情,以及其他严重影响公众健康和生命安全的事件。

④ 社会安全事件:主要包括恐怖袭击事件、经济安全事件和涉外突发事件等。

（五）突发公共事件的分级

对突发事件进行分级,目的是落实应急管理的责任和提高应急处置的效能。各类

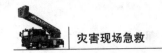
突发公共事件按照其性质、严重程度、可控性和影响范围等因素,一般分为4级。

Ⅰ级(特别重大),由国务院负责组织处置,如:汶川大地震、南方19省(区)雨雪冰冻灾害,用红色表示。

Ⅱ级(重大),由省级政府负责组织处置,用橙色表示。

Ⅲ级(较大),由市级政府负责组织处置,用黄色表示。

Ⅳ级(一般),由县级政府负责组织处置,用蓝色表示。

第二节 灾害现场急救概述

一、概念

1. 灾害救援

广义的灾害救援是指在灾前、灾时、灾后,社会各界帮助受灾者和潜在受灾者应对灾害而采取的措施。如灾前的预报预警和培训宣传,灾时的各项救援,以及灾后各种恢复工作的开展等。狭义的灾害救援是指灾时和灾后的生命援助、物质救援和心理救援活动。

2. 灾害现场急救

是在灾害发生后开展的一系列医疗急救活动,包括灾害紧急医疗急救、后续医疗急救及恢复期医疗急救,其救援对象是因为灾害的发生而受伤害的人群,既包括身体受伤害者,也包括心理受伤害者。

二、灾害现场急救的特点

灾害发生后,受诸多因素的影响,使医疗急救工作具有以下几个特点。

(一)救援任务的紧迫性

在恶劣环境的灾害现场,由于卫生条件极差,稍有拖延便可因伤病交加,使伤病员的身体内各脏器功能低下,从而威胁生命。灾害后对伤病员实施抢救的时间与生存率密切相关,因此,抓住救援的黄金时机,是拯救生命最关键的措施。

(二)救援任务的繁重性

灾害发生后,大批量伤病员同时涌现,尤其需要紧急救助的危重伤病员较多,加上灾区环境差、灾情危急、基础设施被毁、灾后混乱不堪,而医护人员及医疗物资严重不足均导致医疗资源极度有限,大量的救护任务使得救护人员需要高强度、超负荷的高效运转,救援任务异常繁重。

(三)伤情处置的复杂性

灾害发生后,危重伤病员居多,伤情复杂。例如地震伤病员,平均每例有3处受伤,有时还会出现因救治不及时,发生创伤感染,使伤情更加严重。而在特殊情况下甚至还可能出现一些特发病症,如挤压综合征、急性肾衰竭、化学烧烫伤等。严重的伤情加上恶劣的外部环境,使有些伤病员精神上受到强烈刺激,这些因素也给医疗救护增加了许多困难,使得诊治更加复杂化。在灾害现场,除现场的紧急救命处置,还需要内、外、专等多科医护人员共同协作,进一步创造高级的生命支持,对伤病员实行全面的救护。

(四)工作条件的艰苦性

灾害可在不同地区、不同季节、不同气象条件下突然发生。灾区的供水、供电、交通、通讯、医疗及燃料等设施受到严重的破坏,食物、衣被等生活必需品极度缺乏或供应完全中断,空气及水源受到严重污染,灾民的生存条件趋于恶化,还要警惕次生灾害的发生,生活、工作条件十分艰苦。这就要求医疗急救必须能在各种条件下展开工作,也对应急医疗救护提出了更高的要求。

(五)分类救治的必要性

当灾区医疗机构不足以甚至不能同时处理全部的灾区伤病员时,检伤分类和转运伤病员是唯一有效降低死亡率和伤残率的方法。这就要求医务人员能及时、高效地把就地紧急救治与异地专科救治紧密结合起来,使整个救治活动处于相对流动状态。

(六)医疗队伍的机动性

担任救援任务的医疗力量应针对灾害发生的特点,即刻组成高效、机动的医疗急救队伍,在最短时间内完成集结、奔赴灾区,迅速形成组织指挥、现场搜救、实施救护、伤病员转运,或借助当地尚存的医疗机构或设施,能够快速开展紧急救助工作。

(七)多部门间的协作性

灾害现场急救不同于一般急诊室内的救护工作。灾后的现场控制、伤病员搜寻、通信联络、转运和救护等,需要卫生、消防、军队、公安、交通、通信多部门联合行动,密切配合,有组织、有步骤地完成各项工作。

三、灾害现场急救的原则

灾害现场急救的基本原则是先救命、后治病,强调整体观念。为抢救尽量多的伤病员,灾害现场急救应以整体救护为原则,实施全面救护与重点救护相结合的救援模式。"快"是救治伤病员的首要要求,在快的同时也要抢救得法,强调反应时间与救治效率相结合,具体应遵循以下原则。

(一)职责分明,协同合作

急救人员以救为主,其他人员以抢为主,由负责人统一指挥,迅速组织现场救护力量,加强对突发灾害事件现场的一线救治,各类人员各司其职、相互配合、忙而不乱,采取及时有效的急救措施和技术,最大限度地减少伤病员的痛苦,降低伤残率、死亡率,为医院抢救打好基础。通常由先到现场的医护人员担负起现场抢救的组织指挥工作。

(二)急救与呼救并重

当突发灾害事件发生时,如多人在场,救护与呼救同时进行。急救的同时,尽快拨

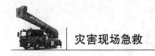
打电话呼叫"120",语言清晰简明,让"120"工作人员尽快了解大概伤情、伤病员人数,最重要的是告知详细地址,快速建立一条安全有效的绿色抢救通道。

(三)先抢后救,抢中有救

在实施现场救护前,应对发生灾害的现场进行环境安全评估,看伤病员和周边人员是否仍存在危险,如无安全隐患,应尽快为伤病员实施对症救治;若判断现场有可能再次发生事故或引发其他次生灾害时,应尽快脱离事故现场,确保伤病员和救援人员的安全。

(四)先救命后治伤

先解除危及伤病员生命的紧急情况,再进行一般治疗。如遇到呼吸心跳停止又有骨折的伤病员,要"先复苏后固定",应首先进行心肺复苏,直至呼吸心跳恢复后再进行固定骨折;遇到大出血又有创伤时,要"先止血后包扎",要用指压、止血带或加压包扎等手段先止血,然后再进行消毒、包扎伤口。

(五)先重伤后轻伤

优先抢救危重伤病员,稍后抢救轻伤病员。当大批伤病员出现时,在有限的时间、人力、物力情况下,应在遵循"先重后轻"原则的同时,重点抢救有可能存活的伤病员。

(六)先分类再后送

伤病员后送前必须坚持先进行检伤分类。对于大出血、严重撕裂伤、内脏损伤、颅脑重伤病员,未经检伤分类或任何医学急救处置就直接后送,往往会造成严重的后果,甚至不应有的死亡。

(七)救援与防护相结合

在搬运脊椎损伤的伤病员时,应使用门板或硬质担架运送;开放性骨折的伤病员,应用清洁纱布覆盖伤口,并对伤口简单处理后再行救援。如果一时无法救出存活伤病员时,为防止二次损伤,应暂时放弃救援,留下标记,等待进一步救援。

(八)后送与救护相结合

在后送途中要密切观察伤病员的病情,必要时进行相应的急救处理,如除颤、气管插管、面罩—球囊加压通气、心肺复苏等,以保证伤病员能安全到达目的地。

四、灾害现场救助的服务范围及服务对象

(一)服务范围

根据灾害发展可分为三个阶段来实施灾害救援工作,以预防或缓解灾害引发的健康问题。

1. 准备阶段

主要组织人员进行培训,培养其应对灾害和安全避难等的能力。

2. 应对阶段

此阶段主要任务是紧急救护,包括伤员的预检分诊、紧急处置和移送伤员。

3. 修复阶段

主要有提供食品与饮用水、免费救治、预防接种、环境卫生管理、心理支持、健康保健知识等工作。

（二）服务对象

灾害健康服务对象包括遇难者、遇难者家属及现场从事救援工作的医护人员。因此，救援对象的健康要求越高，救援时间越长，救援人员和志愿者的潜在问题也就越多。提供健康服务的单位包括个人、家庭和社区。一般把受灾者分为四种：

1. 一次受灾者：直接遭受灾害的人。

2. 近邻受灾者：直接或间接受到灾害影响的人。

3. 周边受灾者：与受灾地有紧密联系，受到影响的人。

4. 外部受灾者：从外部进入受灾地的人。

例如，由于火灾导致房子被烧毁的人，直接遭受损失的被称为一次受灾者。近邻受灾者是指因房子相连受火灾牵连或房子即使没烧毁但遭受到火灾后烟雾熏扰的影响者。周边受灾者是指与一次受灾者有亲戚关系的人。外部受灾者是指参与救援行为的人，即救援人员和志愿者皆是外部受灾者。

五、灾害现场救援中的伦理问题

灾害发生时救援人员的任务是抢救伤员的生命和保障灾民的健康。近代的生命伦理主要是探讨人类生与死的尊严，灾害时由于个体自身的文化、价值观、宗教信仰等不同，需要面临很多伦理方面的问题。在灾害救援时应遵循四项重要伦理原则：

（一）无害原则

无害原则也称不伤害他人的原则。灾害救援时，不损害他人的生命和生活，不进行非伦理方面的行为，即使无意识、无目的、间接地造成伤害的行为，也都需要避免和杜绝。

由于救援者的言行可直接影响受灾者的情绪，因此，需要在理解受灾者的行为、价值观等基础上采取不损害其利益的行动。灾害发生后受灾者可能正处于灾害所造成的住房倒塌、失去亲人和朋友、身心疲惫等状况中，此时救援者不谨慎的言行会给受灾者造成不同程度的伤害，而且此伤害一旦发生需要相当长的时间进行恢复。

（二）善行原则

善行原则即维护他人利益的原则。灾害救援时，应以维护受灾者的利益为前提进行救援活动。灾害急性期时，为了保护受灾者的生命安全，有效的信息传送是极其重要的，如重大灾害预警信息、余震信息、避难信息等，及时做好这些方面的准备能减少受灾者的伤亡。灾害救援时医护人员还应在受灾者身旁，尽量安排好日常生活，以使其安心平稳地度过灾害急性期。

（三）自律原则

自律原则即尊重他人决定的原则。受灾者希望灾害发生时能够被提供其做出正确抉择的必要信息,并给予理解和支持。如灾害发生后,由于住宅倒塌,不得不搬到避难所或临时住宅区居住。如果避难所等距离住宅很近,受灾者可能会和近邻主动清理住宅及周边环境,为下一步安定的生活做准备。但当灾害发生时有很多事情被制约,受灾者自己往往很难做出决定,此时尊重其需求并进行必要的沟通指导是不可缺少的。

(四)公平、正义原则

公平、正义原则即维护正义和公平的原则。灾害救援时,应不分国籍、人种、宗教、年龄、性别、社会地位、经济状况,均应平等地进行医疗护理。同时,救援者要平均分配有限的可利用资源,即使语言不通、价值观不同,也应尽力避免使受灾者之间产生不公平感。

六、灾害事故现场急救的注意事项

(一)灾害现场救护不当的后果

在各种灾难性事件的急救过程中,如果缺乏相关的急救知识,加之救人心切,使用了一些错误的方法对伤者进行止血、包扎、固定、搬运,或者为减轻疼痛习惯用手揉捏并按摩受伤部位,结果好心办了坏事,导致了十分严重的后果。

1. 导致截瘫

脊柱部位的骨折、脱位,随意搬动可以造成骨折脱位加重而导致截瘫;颈椎部位的骨折,随意搬动可以造成四肢高位截瘫;胸腰部位骨折,不恰当的搬运可以损伤腰脊髓神经,发生下肢截瘫。比如,煤矿井下工人受伤后,工友们为了及早使伤者升井得到妥当的救治,常常把伤者从低矮的工作面背负着进行搬运,或者一人抬头另一人抬脚,没有注意腰部的保护,结果导致了原没有神经症状的脊柱骨折发生了截瘫。

2. 加重出血

对于骨盆、锁骨或四肢骨折者,由于骨折端锋利如同刀子,随意搬动会刺破局部血管导致出血,甚至是危及生命的大出血,或者可以使已经停止出血的骨折断端再次出血。如锁骨粉碎性骨折,揉捏可伤及锁骨下动脉;肋骨骨折,随意搬动可致骨折断端刺破肺脏,发生血胸、气胸、纵隔及皮下气肿等;肱骨外科颈骨折,揉按可伤及腋动脉;肱骨髁上骨折,揉压可伤及肱动脉;股骨下段骨折,乱动可损伤股动脉。

3. 损伤神经

四肢的长骨干骨折,其骨折断端会像刀子一样锋利。在此状态下,随意拉动、抬起、揉捏按压受伤的肢体除可造成出血外,还可使骨折断端刺伤或切断周围神经,从而造成神经麻痹,导致肢体局部功能丧失。

4. 加重休克

严重的骨折,如大腿、骨盆或多发性肋骨骨折合并内脏损伤时,由于失血和疼痛,病人可发生休克。如果再施以搬运颠簸就会进一步加重休克,甚至造成伤者死亡。也有长时间被困井下的工人,虽说没有任何外伤,但一旦被解救出来,由于精神崩溃或应激反应,也会出现休克,如果继续让他自我行走,就会使休克加重,甚至呼吸、心搏停止。

5. 导致肢体伤口感染

不管是身体什么部位的开放伤,如四肢开放性骨折、胸腹开放伤,如果用不洁净的衣物、敷料盲目包扎,会将细菌带入伤口中,导致伤口感染,甚至产生败血症、脓毒血症、骨髓炎等,造成严重后果。

6. 引起二便障碍

对于骨盆骨折,特别是耻骨坐骨支的骨折,如果搬运不当,扭转肢体,骨折端很容易造成男性尿道的断裂或挫伤,甚至直肠挫伤,从而引起排尿、排便困难。

7. 引起合并伤

脱位后随意按捏也是危险的,比如肩关节脱位,有些人企图自己复位或请非医务人员帮助复位,由于他们都不了解复位的机制,没有麻醉药物的辅助,复位不仅几乎不可能,而且容易合并局部肱骨外科颈骨折和血管神经损伤。

8. 造成骨坏死

如果股骨颈、腕骨骨折后搬抬翻动,可损伤仅存的关节囊血管和骨干滋养血管,从而导致股骨颈的血运严重破坏,不仅造成骨折愈合困难,而且可能导致股骨头无菌性坏死。

9. 导致肢体坏死

肢体受伤后,特别是合并骨折后,局部肿胀非常严重。此时如果固定不当,使用大量敷料包扎,虽然可能暂时有一定的止血效果,但不久会导致肢体麻木,超过 2 小时以上就可能导致肢体缺血性坏死。临床上称为筋膜间隙综合征和 Volkman's 挛缩综合征。

(二) 灾害现场急救的要点

现场急救原则是救命、稳定生命体征及迅速转运。急救技术主要包括心肺复苏术 (cardio pulmonary resuscitation, CPR)、保证气道通畅、提供有效呼吸、维持循环功能、控制外出血、正确包扎、保护受伤的颈椎、骨折固定及搬运等。各项救治措施按 VIPCIT 程序化处理,能及时解除严重创伤对生命的威胁,维持伤病员生命体征稳定,快速安全转运,降低伤后死亡率和伤残率。

VIPCIT 救治程序如下:

V(通气,ventilation):指呼吸支持。保证气道通畅,维持呼吸系统功能,保证正常通气和充分氧合作用。包括清除痰液及分泌物,有条件者给氧;呼吸停止者要立即进行人工呼吸或面罩—气囊通气、气管插管通气等;重度气胸者进行穿刺排气。气道有异物阻塞而通气良好者,应鼓励其反复用力咳嗽,以排除异物,但在气道完全阻塞时,昏迷者可采用膈下腹部冲击法,即一手掌根抵住伤病员腹部,位置在正中线脐部稍上远离剑突下,第二只手直接放在第一只手上,以快速向上冲击的动作压向伤病员的腹部,每次猛压都应是一次独立的、明确的动作,每次猛压的目的都是要解除气道阻塞,可能需重复猛压6～10次；神志尚清醒能站立者，可采用海氏手法（Heimlich maneuver），即救助者站在伤病员后方，用一手握拳，使虎口贴在患者胸部下方，肚脐上方的上腹部中央，另一手从前方握住第一只手的手腕，然后突然用力收紧双臂，向上猛推挤压伤病员腹部6～10次，直到气道异物被排出。

I（输液，infusion）：指迅速建立有效静脉通道，用输血、输液扩充血容量及功能性细胞外液，防止休克发生和病情恶化。

P（脉搏，pulsation）：是指心泵功能的维护与检测。伤病员外伤，已被实施通畅气道、静脉输液扩充血容量，而突然出现面色发绀、呼吸急促、血压不断下降、脉弱而不规则、颈静脉充盈、心音遥远或消失，表明心脏压塞，引起心源性休克，入院前的最佳救治措施是及早心包穿刺、输液、扩容和迅速转运。如发现张力性气胸，应胸穿抽气或放置胸腔闭式引流管，否则也影响心泵功能。

C（控制出血，control bleeding）：紧急控制出血。现场控制外出血，紧急措施是加压出血点、抬高受伤部位肢体，或在伤口处覆盖敷料加压包扎，常可起止血作用。对于骨盆骨折及下肢开放性骨折伴有出血性休克的伤员，可在现场用抗休克裤控制大出血、改善全身情况并固定骨折处。对疑有胸、腹、腹膜后大出血，可行胸或腹腔穿刺等简易诊断方法，边抗休克边转运。

I（固定，immobilization）：可靠制动。现场对骨折和关节严重损伤进行临时固定，是控制休克、减少伤病员痛苦、防止骨折断端移位造成继发性损伤和便于转送的一项重要措施。对于开放性骨折，应先止血包扎，然后固定。现场固定上肢不同于医院内对骨折的整复固定，要求简单、快速、有效，就地取材如树枝、竹竿、简易夹板等，也可用枪支或将伤肢固定于胸前，固定时要包括上下关节。

T（安全转运，translation）：指安全转运。搬运伤病员是指将伤病员从负伤地点或危险环境中解脱出来，防止再次受伤并立即转移到安全之处或向后转送的过程。现场搬运伤病员的方法很多，有各种徒手搬运法和担架搬运法等，无论采用何种方法，均应保证不加重伤病员伤情和痛苦，同时在搬运中必须考虑伤病员紧急治疗的需要，及时给予各种急救措施。

第三节　现场急救体系的建立与发展

灾害事故威胁着人类的生存，也推进了急救医学的研究与发展。现代急救医学体系形成了由院前急救（现场急救）、医院急诊科和重症监护病房三环相扣、相互衔接的形式，构成了急救医疗服务体系（emergency medicine service system，EMSS）。急救医疗服务体系的建立及有效运作是提高灾害事故现场应急能力的必然要求。

过去半个世纪以来，随着人们对创伤死亡原因、高峰和分布以及创伤易致伤和致死机制的研究深入，创伤的现场评估和急救也取得了长足的进步。创伤后死亡根据发生时间可分为：即刻、早期和晚期死亡。即刻死亡是指由于大血管、心、肺和体腔的致命伤所致,在现场就死亡。早期死亡可发生于受伤后数分钟到数小时,伤者通常被送到了医院,大部分死于心血管和呼吸系统衰竭。晚期死亡发生于伤后数天到数周,死因多为脓毒症和多器官功能衰竭。面对严重创伤,急救的"黄金时刻"在早期现场的创伤处置中就显得尤其重要。急救医疗服务体系的建立旨在降低早期死亡率,而危重病医学的介入则是早期发现危重伤员,降低晚期死亡率。早期死亡多为重要脏器氧供不足、严重中枢神经系统损伤或二者兼具。组织供氧不足的机制包括:通气不足、给氧不足、循环衰竭和重要脏器灌注不足。严重中枢神经系统损伤常导致通气不足和(或)脑干调节功能受损。因此,现场医疗急救的任务是:救命、保肢、预防感染和安全后送。同时,注重加强通信联络,确保严重伤病员快速送达医院急诊,保证在急诊科得到快速、及时的抢救。

一、创伤现场急救体系的起源

现代院前创伤急救体系概念的提出可以追溯到 1792 年,由拿破仑的私人医生Larrey 提出的"奔驰的救护车",即通过马车将医生或医用物资运送到战场,并将伤员转送回后方。在以创伤急救和转运为核心的院前创伤急救体系建立初期,外科医师发挥了很大作用。德国海德堡一名外科医师首次建立了以医生为基础的急诊医疗体系(emergency mechical system, EMS),它将外科医师、手术室和工作人员送达事故现场,这种大卡车装备的现场救援很快显现出缺点,人们认识到在现场大多数创伤患者需要的不是确定性手术,而是稳定生命体征。同年,德国科隆建立了类似体系,由消防队员将 1 名医师送到事故现场,旨在将伤者转送回医院。后来,这种体系在德国得到了推广。

20 世纪中叶,一些国家面对心脑血管性疾病猝死发病率增高、车祸等所致伤亡惨重、人为和灾害事件频发,而大众在医院外生命垂危、生死攸关时得不到迅速有效救援这一严重社会问题,通过听证、立法,逐步建立起了社会急诊医疗服务体系。

1973 年,马里兰州建立了全美第一个创伤 EMSS,发展至今已经具备世界领先规模。在 1973 年前,救护车上很少配备急救器材,随车人员到现场后的任务就是将患者转至距离现场最近的急诊室。而通常这些急诊室都不是专门为创伤患者服务的。现在EMSS 已经拥有 600 辆配备精良的救护车,12 架专门转运伤者的医用直升机,35000 多名志愿者和职业院前急救人员,他们都接受过专门制订的现场和转运技能训练计划,而这些技能在 70 年代初期是用于培训医护人员的。

由美国外科协会起草、制订并更新的高级创伤生命支持计划(ATLS),它的培养目标是使乡村医院的单个医生都能有效地评估和管理多发伤患者。ATLS 于 1976 年起源于美国,当时一个矫形外科医生驾驶一架轻型飞机不幸坠入内布拉斯加。他的妻子当场死亡,并且他的四个孩子中有三个伤害严重。他当时极度惊吓,只能随便地给孩子们现场治疗,而这却改变了全世界的创伤治疗。内布拉斯加地区的各种医疗组织、EMS 和护理团体开始协作制订处理这类患者的培训计划。后来由美国外科医师协会于 1980 年修订后正式出版。此后又不停地更新,成为世界范围内的创伤救治指南。马里兰休克创伤中心专门配备一支现场救护组,由一名接受过现场创伤救护、州 EMS 计划、现场安全、直升机安全、灾害源识别、无线电通信、应急事件管理、交通事故伤急救、急救车驾驶和现场手术等多方面培训的主治医师(麻醉师、外科医师或危重病医师)担当组织者,与现场救护人员紧密协作,一旦现场稳定患者后,由他决定将患者转运至最近最合适的创伤中心救治。在现场对患者的转运是根据优先级别进行的,最优先转运的是危及生命需要立即治疗的严重创伤;其次是有可能有生命危险需要急诊救治的伤者;再次是非急性损伤需要医学观察的伤者;最后是不需要医疗帮助或现场已经死亡者。

二、灾害现场急救的现状

1. 国外

经过几十年的发展,发达国家的 EMSS 已经十分完备,他们以急救医学体系建设为基础,国家或地方政府成立了专门的管理机构,并构建了相关成熟的法律法规制度进行保障,包括联络渠道、运行机制、组织形式及交流互助等予以明确规范,用以应对各种突发灾害或人为灾害事件的发生。欧美国家重视灾害的自救互救,强调全民的积极参与,在院前急救的组织、指挥、协调,急救机构及其人员资质的审查、准入,急救医疗操作的程序、规范,急救预案、报告和质量的评鉴,急救车辆和直升机的装备标准,接收医院救治能力的评鉴,急救知识的培训及普及,急救医学的科研方面均取得了重大进展,大大提升了灾害应对能力。日本是一个灾害多发的国家,在灾害现场急救应对方面积累了大量的经验。各都道府县、市町村均有本地区的防灾计划,并促进组织实施,特别重视对全民进行防灾、救灾的宣传教育,提高全民的防灾意识。

2. 国内

迄今为止,我国各城市大多均已建立了 EMSS,但水平不一,和发达国家相比还存在一定差距,尤其是它的现实效率和客观要求之间还相距甚远。如城市院前急救的形式和内容,还基本依靠急救中心或医院的急诊科(室),由于数量不足、急救半径过大,通信设施更新不够、反应时间长,对急救人员的 ATLS 教程训练也未正规进行,所以常使遇难者错过抢救的最佳时机。

2006 年 1 月,国务院颁布了国家突发公共事件总体应急预案体系,包括《国家突发公共事件总体应急预案》以及专项、部门、地方等应急预案。2007 年,在应急预案的制订和应急体制、机制、法制(即"一案三制")建设的基础上,国家颁布了《中华人民共和国突发事件应对法》。2008 年 11 月,在第九届亚太灾难医学大会上,许多急救医学专家就"如何建立健全世界灾难救援医学救治体系,如何加强国际及区域间合作"进行了深入广泛的研讨。同期,经国家民政部批准,中国医疗急救协会成立并召开第一届会员代表大会,协会的成立体现了党中央、国务院对广大卫生、医务工作者的信任,同时也为我国医疗急救事业的发展提出了更高、更新的要求。

我国部分城市和地区已经开始探索与尝试区域性灾害现场救援相关体系的建设,按照《国家综合防灾减灾"十三五"规划》的要求,重点加强多灾种应对、多部门协同、跨区域合作、全社会参与的防灾救灾减灾能力建设。

三、灾害现场急救的发展趋势

1. 急救的社会化

现代急救观念的基石是急救的社会化,充分利用各类急救资源,使各个环节有效、规范地"链接",努力实现全社会的"大急救、会自救、能互救"。急救绝不单靠专业急救机构或医院来完成,国际联合会已将每年 9 月第 2 个星期六定为世界急救日,以宣传和推动急救工作。

2. 急救实施的全民化

西方国家心搏骤停病人抢救成功率接近 74%,而我国不到 10%。70% 的猝死发生在医院外。如果伤病员的家人、朋友、救援人员作为目击者变成第一施救者,虽然只是施行简单的心脏按压、人工呼吸、创伤处理等急救方法,但却可能在最黄金的时间里起到抢救生命的决定性作用。全民普及急救知识和技能,对于挽救病人的生命、保障人们的身体健康是非常必要的。

3. 急救医疗器械配置公共化

要利用各种资源将自动体外电击除颤/复律器(AED)、简易呼吸器等急救医疗器械配备在商场、学校、机关、火车、轮船、飞机等公共场所,操作人员既可以是医务人员,也可以是消防员、警察、老师、服务员等。如有意外发生时,在第一时间由目击者实施急救措施,就可能挽救病人生命。

4. ICU 前伸至现场

配备有现代化监护、检验、治疗仪器的 ICU 可以由飞机、救护车、飞艇运至事故现场急救,缩短救治时间。中国汶川的大地震在抢救现场就有部队的 ICU 治疗单位。人到,"ICU"到;车到,"移动"医院到。

5. 立体救援

建立水、陆、空通道实施急救,通过远程会诊系统,请著名的急救医学专家给急危重病人会诊,指导治疗。中国汶川大地震中道路下陷、桥梁断裂、设施垮塌,就是通过陆地、空中、水路等多渠道进行救援的。

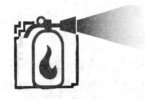

第二章
灾害现场急救的组织和管理

DI ER ZHANG

灾害事件发生时,灾害现场急救需要多部门的支持和配合。医疗力量如何有序地集结组织,急救物资如何科学地筹备管理,对于保质高效地完成医疗急救任务非常重要。

第一节　应急预案相关知识

居安思危,预防为主,应坚持预防与应急相结合,常态与非常态相结合,切实增强忧患意识,防患未然。灾害现场急救预案就是在充分考虑现有物资装备、人员及危险源等具体条件的情况下,根据可能发生的灾害事故类别及危害程度,而预先制订的灾害现场急救行动方案,使之达到科学、有效地统筹指导灾害事故现场急救行动的目的。灾害现场急救预案主要内容包括:灾害现场急救组织体系和职责、灾害事故预测预警、应急医疗响应、应急医疗处置和保障、灾害现场急救信息报告和应急医疗演练等运行机制。所以,研究、制定及完善灾害现场急救预案是每个医疗单位在平时要结合自身实际提前做好的功课。

一、编制应急预案的基本认识

(一)假定事件肯定发生

制定应急预案的一个重要前提是准备事件肯定发生,这与应急管理不同。应急管理涉及预防、应急响应和事后调查处理与整改,但应急预案的对象主要是在应急响应阶段,即使是应急准备工作也是强调针对事件发生的准备。预防是公共安全管理的基本原则,但不是应急预案的特点、工作目标和主要内容。

(二)应急事件具有不可预见性和严重破坏性

灾害或突发公共安全事件是在难以预见情况下的突然爆发,而且有扩展、放大和激变的潜力,一旦失控可由事件转化为危机,对国家政治、经济、社会秩序和人民生命与财产安全形成冲击。应急预案的对象不是日常工作中的一般性紧急问题,而是用常规管理无法应对的不可预见和具有破坏性的顶级事件。

（三）应急预案的重点是应急响应的指挥协调

灾害或突发公共安全事件往往起因复杂，形势多变，激化迅速，而且其时间和空间分布范围难以把握。几乎每次重大事件应急响应活动都涉及几十个部门、上百个单位，少则百人，多则数万人，还可能出现跨地区，甚至跨国境的复杂情况。从这个意义上讲，每一次应急响应都是一个复杂开放的大系统，使这个系统能够快速、高效运行的关键是多机构的联合指挥与协调。应急预案的主要功能就是建立统一、有序、高效的运行机制。

（四）应急指挥的核心是控制

根据系统动力学观点，灾害或公共安全事件的发生、发展和演变是一个"能差"转换的动力过程。应急指挥的核心就是应用反馈机制，合理应用应急力量和资源，把握时机，尽早切断事故正效应链，采取常规与非常规措施，如紧急状态下的媒体导向和公共关系处理等，强化控制力度，防止事件向危机方向转化，对已出现的危机，将其破坏力和影响范围都控制在最低级别。

（五）应急预案应覆盖应急准备、初级响应、扩大应急和应急恢复全过程

根据国外应急管理经验和近年来我国"一案三制"工作实践，普遍的认识是应急预案不仅要注重应急响应活动，还应包括应急准备和应急恢复这两部分重要内容，而且为了突出"第二反应"和"属地为主"的原则，应急响应活动必须明确划分为初级响应和扩大应急两个阶段。

（六）预案只写能做到的

应急预案与应急体系建设规划有原则区别。应急预案是应急活动的具体指导，应急活动必须是以现有能力和资源为基础。动员现有力量和整合存量资源成为应急预案编制与实施的基本原则。未来建设目标和规划内容不应列在应急预案中。

（七）强调预案的培训、宣传和演练

针对预案目标与内容的培训、宣传和演练是应急预案管理的基础，在《美国国家应急预案编制指南》的前言中提出"没有经过培训和演练的任何预案文件只是束之高阁的一纸空文""预案不仅是让人看，更重要的是要在实践活动中切实应用"。应急预案中列入的所有功能和活动都必须经过培训演练，包括切实提高领导干部在内的各类应急工作人员的意识和能力，熟悉和掌握应急响应程序和方法。在培训和演练中发现的问题可以成为预案修改更新的参考。

二、预案基本结构与内容

（一）预案分类

各类潜在突发公共事件，其风险类型和规模有很大差异。因此，在编制应急预案时应当结合实际，做到重点突出，反映出本地区的主要事故风险，并合理地划分各类预案

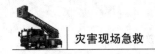

的适用范围,保证各类预案之间的无缝连接。

预案的分类方法:如按行政区域可划分为国家级、省级、市级、区(县)和企业预案;按突发公共事件的类型,可划分为自然灾害、事故灾难、公共卫生事件和社会安全事件等预案;按预案适用范围和功能进行分类,如城市的应急预案可划分为综合预案、专项预案、现场预案以及单项预案。

1. 综合预案

综合预案也是总体预案,是预案体系的顶层设计,总体上阐述城市的应急方针、政策、应急组织结构及相应的职责,应急行动的总体思路等。通过综合预案可以很清晰地了解城市的应急体系基本构架及预案的文件体系,可以作为本部门应急管理工作的基础。

2. 专项预案

专项预案是针对某种具体、特定类型的紧急事件,例如危险物质泄漏和某类自然灾害等的应急响应而制定。专项预案在综合预案的基础上充分考虑了某特定危险的特点,对应急的形式、组织机构、应急活动等进行更具体的阐述,具有较强的针对性。

3. 现场预案

现场预案是在专项预案的基础上,根据具体情况需要而编制,针对特定场所,通常是风险较大场所或重要防护区域等所制定的预案。例如,危险化学品事故专项预案下编制的某重大危险源的场内应急预案等。现场预案具有更强的针对性和对现场具体救援活动更具体的操作性。

4. 单项预案

单项预案是针对大型公众聚集活动(例如经济、文化、体育、民俗、娱乐、集会等活动)和高风险的建设施工活动(例如城市人口高密度区建筑物的定向爆破、水库大坝合龙、城市生命线施工维护等活动)而制定的临时性应急行动方案。预案内容主要是针对活动中可能出现的紧急情况,预先对相关应急机构的职责、任务和预防性措施做出的安排。

(二)预案的基本结构

由于各类预案各自所处的行政层次和适用的范围不同,其内容在详略程度和侧重点上会有所差别,但都可以采用基于应急任务或功能的"1+4"预案编制结构,即由一个基本预案加上应急功能设置、特殊风险预案、标准操作程序和支持附件构成。

1. 基本预案

基本预案是对应急、管理的总体描述。主要阐述被高度抽象出来的共性问题,包括应急的方针、组织体系、应急资源、各应急组织在应急准备和应急行动中的职责、基本应急响应以及应急预案的演练和管理等规定。

2. 应急功能设置

应急功能设置是对在各类重大事故应急救援中通常都要采取的一系列基本的应急

行动和任务,如指挥和控制、警报、通信、人群疏散、人群安置和医疗等的设置。针对每一应急功能应确定其负责机构和支持机构,明确在每一功能中的目标、任务、要求、应急准备和操作程序等。应急预案中功能设置数量和类型要因地制宜。

3. 特殊风险管理

特殊风险管理是在重大突发公共安全事件风险辨识、评价和分析的基础上,针对每一种类型的特殊风险,明确其相应的主要负责部门、有关支持部门及其相应承担的职责和功能,并为该类风险的专项预案的制定提出特殊要求和指导。

4. 标准操作程序

按照在基本预案中的应急功能设置,各类应急功能的主要负责部门和支持机构须制定相应的标准操作程序,为组织或个人履行应急预案中规定的职责和任务提供详细指导。标准操作程序应保证与应急预案的协调和一致性,其中重要的标准操作程序可作为应急预案的附件或以适当的方式引用。标准操作程序的描述应简单明了,一般包括目的与适用范围、职责、具体任务说明或操作步骤、负责人员等。标准操作程序本身应尽量采用活动检查表形式,对每一活动留有记录区,供逐项检查核对时使用。已做过核对标记的检查表,成为应急活动记录的一部分。标准操作程序可以保证在事件突然发生后,即使在没有接到上级指挥命令的情况下也可在第一时间启动,提高应急响应速度和质量。

5. 支持附件

主要包括应急救援支持保障系统的描述及有关附图表,包括:通信系统,信息网络系统,警报系统分布及覆盖范围,技术参考(后果预测和评估模型及有关支持软件等),专家名录,重大危险源登记表、分布图等。

三、应急预案的编制过程

应急预案编制过程一般分为下面 5 个步骤。

一是成立预案编制小组。这是应急预案编制工作的重要环节,对实现应急管理的基本原则具有很重要的作用,同时,为各个应急部门提供了一个非常重要的协作与交流机会,有利于统一应急各方的观点和意见。预案编制小组的成员一般应包括:行政首长或其代表,应急管理部门,消防、公安、环保、卫生、市政、医院、医疗急救、卫生防疫、通信、交通管理等有关部门,广播、电视等新闻媒体,法律顾问、有关企业以及上级政府或应急机构代表和技术专家等。预案编制小组的成员确定后,须确定编制计划,明确任务分工,保证预案编制工作的科学有序。

二是风险分析和应急能力评估。风险分析是应急预案编制的基础。风险分析结果不仅有助于确定应急工作重点,提供划分预案编制优先级别的依据,而且也为应急准备和应急响应提供必要的信息和资料。风险分析包括危险识别、脆弱性分析和风险评估。

危险识别:危险识别目的是识别可能存在的重大危险因素,分析本地区地理、气象等自然条件,工业和运输、商贸、公共设施等的具体情况,总结本地区历史上曾经发生的重大事故,来识别出可能发生的自然灾害和重大事故等突发事件。

脆弱性分析:一旦发生危险事故,最容易受到冲击破坏的地区和单位,以及最可能出现波动或激变的环节。脆弱性分析结果应提供下列信息:受事故或灾害严重影响的区域以及该区域的影响因素(例如:地形、交通、风向等),预计位于脆弱带中的人口数量和类型(例如居民、职员、敏感人群医院、学校、疗养院、托儿所),可能遭受的财产破坏包括基础设施和运输线路,可能的环境影响,可以标明最需要保护的地区、单位和人群。

风险评估:根据脆弱性分析的结果,评估突发公共事件发生时,造成破坏(或伤害)的可能性,以及可能导致的实际破坏(或伤害)程度。通常可能会选择对最严重的情况(顶级事件)进行分析。风险分析可以提供下列信息:发生事故和环境异常的可能性或同时发生多种紧急事故的可能性,对人造成的伤害类型(急性、延时或慢性的)和相关的高危人群,对财产造成的破坏类型(暂时、可修复或永久的)以及对环境造成的破坏类型(可恢复或永久的)。

应急能力评估:依据风险分析的结果,对已有的应急资源和应急能力进行评估,包括城市和企业应急资源的评估,明确应急救援的需求和不足。应急资源包括应急人员、应急设施(备)、装备和物资等;应急能力包括体制和机制运行状况与人员的技术、经验和接受的培训等,应急能力评估还应注意发现应急体系中的缺陷和不足。编制预案时,应当在评价与潜在危险相适应的应急资源和能力的基础上,选择最现实、有效的应急策略。

三是编写应急预案。应急预案的编制必须基于重大事故风险的分析结果、参考应急资源需求和现状以及有关法律法规要求。此外,预案编制时应充分收集和参阅已有的应急预案,以最大可能减小工作量和避免应急预案的重复和交叉,并确保与其他相关应急预案的协调和一致。

四是应急预案评审与发布。为保证应急预案的科学性、合理性以及与实际情况的符合性,应急预案必须经过评审,包括组织内部评审和专家评审,必要时请上级应急机构进行评审。应急预案经评审通过和批准后,按有关程序进行正式发布和备案。

五是应急预案实施。应急预案的实施是应急管理的重要工作。应急预案实施包括:开展预案宣传、进行预案培训,落实和检查各个有关部门职责、程序和资源准备,组织预案演练,使应急预案有机地融入公共安全保障工作之中,真正将应急预案所规定的要求落到实处。应急预案应及时进行修改、更新和升级,尤其是在每一次演练和应急响应后,应认真进行评审和总结,针对实际情况的变化以及预案中所暴露出的缺陷,不断地更新、完善,以持续地改进应急预案文件体系。

工业发达国家的应急预案编制工作已有几十年的历史,从形式和内容上大致可划分为3个发展阶段:一是"二战"之后,以个别场所和单种事件为对象,强调过程控制为主的个例预案;二是20世纪90年代后,以确保社会安定为目标,以防灾、减灾为主要工作,在建立监测和预警基础上,以联合指挥协调为特征的综合性预案;三是从20世纪末到21世纪初,这几年,由于政府对危机管理认识深化和信息技术的巨大进步,应急预案进入以国家危机应对体系为核心的标准化和数字化阶段,使应急预案更加强调全局意识,更加简便、实用和高效。

第二节　灾害现场急救工作的组织与管理

一、灾害现场急救的组织

(一) 阶梯救治原则

以往国内外救灾和战争救护的实践经验证明,"阶梯救治"原则是在灾害事故这种特殊环境下快速有效地抢救成批量伤病员的组织法宝。遵循阶梯救护与治疗相结合,即使在现代社会也是各个国家救治群体伤病员和复杂伤病员的组织原则。在当代,在灾害事故现场或发病之初即对伤病员进行初步急救,然后用配备急救器材的运输工具把他们安全快速护送到医院急诊室或急救中心接受进一步抢救和诊断,待其生命体征稳定后再转送到重症监护病房(intensive care unit,ICU)或专科病房,把院前急救、院内急救和加强监护治疗三部分(三阶梯)有机联系起来,以更加有效地抢救急危重伤病员为目的的系统称为急救医疗服务体系(EMSS)。换言之,急诊医疗服务体系也是日常灾害事故创伤救护的主要承担者。急诊医疗服务体系所承担的功能由三部分组成:① 院前急救;② 医院或诊所急诊科(室)急救;③ 院内ICU(或特别病房、手术室)。从发挥总体的急救功能方面来看,急诊医疗服务体系为城市或地区提供24小时不间断的急救急诊服务,各组成部分努力发挥各自相应的功能。三者各有侧重,但要求紧密连接,密切配合。急诊医疗服务体系中的每一个部分,以及作为整个急救链的各个链接环节都发挥着不可替代的作用。

1. 国内外军队医院阶梯救护与治疗组织

中央医院、综合中心医院(ICU)、野战医院(加强或决定性外科处理)、卫生队(初级外科处理)、卫生所、卫生人员(专业救护)、创伤人员(自救与互救)。

2. 国内外地方医院阶梯救护与治疗组织

中央医院、三级医院(ICU)、二级医院(加强或决定性外科处理)、一级医院(初级外科处理)、救护站和社区医疗站、救护队员(专业救护)、伤病员和目击者(自救与互救)。

(二) 分级救护的组织形式

灾害现场急救一般实行分级救护,参与救援的军队医疗机构,可按规模大小、技术水平高低和救治的疾病类别分为三个等级,从低级到高级依次配置医疗资源,把救治伤病员的过程从时间和距离上拉开,使医疗救护资源得到更合理的应用。这种救护和转运相结合的整个过程叫分级救护的基本组织形式。当发生特、重大灾害或突发事件需要医疗急救时,可以根据灾害或突发事件的需求,结合实际,确定医疗急救力量的规模及组织形式,做到灵活机动,随机应变。

1. 一级救护机构

一级救护机构又叫现场急救分队,人员由参与救援的医疗机构抽组,规模依医疗急救任务而定,一般不超过10人,通常由急诊科医生或全科医生和护士组成。现场急救分队部署在突发事件现场,分为搜救小组和急救小组。搜救小组协同专业救援人员开展工作,急救小组在现场伤病员集中点或急救站开展工作。搜救小组主要任务是发现伤病员,与专业搜救人员共同评估现场风险、制订营救计划、及时给予生命支持;急救小组包括对伤病员进行初步分类、复苏和急救,依伤情填写伤票,利用转运设备快速将伤病员安全转送到二级救治机构。一级救护机构不留治伤病员。

2. 二级救护机构

二级救护机构又叫医疗急救队或野战医疗队,一般由技术力量强、医疗设备较完善的医疗机构组建,规模在10人以上60人以下,人员构成以急诊科和内外科专业医护人员为主。平时正常工作,定期进行灾害现场急救技术及相关知识训练,遇有突发事件时承担灾害现场急救任务。野战医疗队通常部署在突发事件的现场附近或附近乡镇以上医院,主要任务是对经过现场一级救治或未经一级救治而直接送来的伤病员实施紧急救治或进一步治疗,并对伤病员进行分类、登记、填写或补填伤票。留治已有或疑似特殊感染的伤病员、轻伤及暂不宜转送的危重伤病员,留观伤病员一般不超过72小时;对需要专科治疗或需较长时间恢复的伤病员,转出灾区到医疗条件更完善的三级救护机构或后方医院。

3. 三级救护机构

三级救护机构设置在远离灾区的安全地带,一般由后方医院承担或由设备齐全、技术全面的大型医疗机构预编抽组。承担应急救援任务的大型医疗机构,制订有人员抽组方案,配备相应救援装备和药品器材,拟定有机动保障的预案,定期组织训练和应急演练,一旦需要,迅速按预案抽组,开赴救灾现场执行医疗救治与后送任务。规模在60～100人的通常称为野战医疗所;在野战医疗所基础上加强专科手术队或与其他机动医疗分队联合展开,规模在100人以上的通常称作野战医院。人员构成以能够完成综合治疗或专科治疗任务的医护人员为主。三级救护机构一般能独立展开医疗救治工作,按照保障区域收治伤病员,对危重伤病员进行确定性治疗和护理,直至痊愈出院。野战医院也可根据指令,专门收治轻伤病员、传染病员或精神病员。

三级救护机构因专业技术人员和医疗设备器材配置较为齐全,按照其职能区分,可进一步细分为:

(1)专科手术队　专科手术队是从三甲医院抽组,担负手术治疗支援保障任务的机动力量。技术精良,装备完善,机动性强,能够对特、重大突发事件中的手术力量实施快速补充。一般由骨科、颅脑、泌尿外科、胸心外科、烧伤等某一专科医生、麻醉医生和护士组成,人员编制7～10人,可加强到野战医院完成专科手术治疗任务,也可以直接开赴灾区一线加强一级救护机构的临时医疗站(点)实施专科手术治疗。

(2)专科疾患援助队　一般由6～10人组成,分别从三甲医院抽选专业人员组队,加强到野战医疗所或野战医院,针对灾区各种突发的专科疾病开展防治和援助工作,如传染病防治救援队、心理疾患救援队、核化损伤救援队等。专科疾病救援队,可以为某一特殊的专科疾病进行更直接和有效的治疗。

(3) 后方医院 当突发事件造成特、重大人员伤亡,附近医院难以承担救治工作时,特殊、疑难、危重伤病员需要送往后方专科医院实施治疗,启动后方医院工作。后方医院通常由距事发地较远的中心医院或上级医疗机构承担。后方医院的主要任务是接收突发事件地域后转的伤病员,对伤病员实施专科治疗和护理,实施大、中型功能恢复性手术,对治疗终结的伤病员做出残情鉴定,并协助装配假肢和义具,对下级医院实施技术支援和指导。

三级医疗分级救护的组织形式,把平时由一个医院独立完成的救护全过程,从时间和距离上进行了分割,由不同规模的一级、二级或三级救护机构分工实施、共同完成对伤病员的医疗救护。这种组织形式,在紧急救护中能举重救急,轻、重伤病兼顾。但是,在实际救援中,并不是每一个伤病员都必须要经过上述三级救护机构的救治。一般情况下,危重或需专科治疗的伤病员,需要到达第三级救护机构,而一些轻伤或在短时间内即可痊愈的伤病员,只需到达一级或二级救护机构治疗。

(三)分级救护的要求

1. 迅速及时

对遭受灾害损伤的伤病员来说,时间就是生命,救治中要"快"字当先,及时救治才能最大限度地提高治愈率、减少伤残率。例如,发生大出血、窒息、中毒时,可因为延缓数分钟而死亡,提早数分钟而得救,对生命的拯救往往就在几分钟之间。因此,一线现场抢救,首先是要迅速帮助伤病员脱离险境,对危急伤病员果断地采取保命措施;其次,救护机构要尽可能靠近现场,缩短转送距离;三是要使用快速转送工具;四要加强救护机构的管理,提高工作效率。

2. 前后衔接

为了保证分级救护质量,各级要前后衔接,既不中断,又不重复。前一级要为后一级救护做好准备、创造条件、争取时间;后一级要在前一级救护的基础上,补充其未完成的措施,并进行新的救护治疗,使救护措施前后衔接紧密,逐步完善。

3. 转送与救护结合

在转送过程中,给予必要的连续性伤情观察和专科性护理,确保伤病员迅速、安全地到达接收医疗机构。

4. 对救护人员的要求

在分级救护的实施过程中,对三级救护机构的人员要求为:第一,应对各种灾害的损伤特点、发生规律和救护理论原则要有统一的认识,保证工作步调一致。第二,树立整体观念,认真执行本级救护范围,本级应该完成的工作,不能推诿下移,合则,将失去救护的及时性。不属于本级的救护范围,在未完成本级的救护任务之前或者条件不具

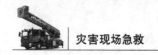

备时,不能勉强去做,否则将影响救护质量。第三,按规定填写统一格式的医疗护理文书,使前后救治工作的继承性有文字可依,对下一级医疗救护机构制订救治计划也可以提供借鉴。

二、灾害现场急救的管理

(一)进行灾害现场急救管理的目的和意义

组织管理是为了有效地协调组织内的各种信息和资源,协调组织内部人与人、人与物的关系,提高组织的工作效率,以期顺利地达到组织目标。在灾害现场急救中,组织管理工作的成败,可直接影响伤病员救治的效率,正确的组织管理是救援工作得以高效运转的重要保障。

(二)灾害各阶段的管理

1. 灾害发生前——预防阶段的管理

(1)应急医疗物资的储备补充与维护管理;

(2)医务人员专业技能和知识的掌握与培训;

(3)灾害应急预案的制定和完善;

(4)医疗救护体系的研究与开发。

2. 灾害发生时——应对阶段的管理

灾害发生后场面将会非常混乱,常需要面对人力、物力等资源相对不足的情况,此时的医疗急救应与在医院或社区平时的医疗处置场面不同,救援内容也会由于灾害发生的规模及损伤程度而不同。灾害发生后的 48 小时内视为应对阶段,在应对阶段迅速采取处理措施将人员伤亡降低至最低程度。应对阶段要做的主要灾害管理内容有:

(1)救出生存者;

(2)预检分诊和移送伤员,评估受灾程度;

(3)现场医疗服务;

(4)设立并运行现场急救所;

(5)对心理问题的预检分诊;

(6)避难所的管理;

(7)健康需求评估等。

3. 灾害发生后——修复阶段的管理

在灾害修复阶段,随着道路、通信、供电和供水等的修复,一般人可恢复到灾前的状态,回归正常生活。灾害救援的管理负责部门应通过灾害应对和修复效果评价,制订更有效的应对计划。如果修复过程较长,不管是受灾人员还是救援人员承受的压力都会逐渐加大,长时间的压力会引发受灾人员和救援人员出现生理上、精神上的问题。

(1)为受灾者提供免费治疗服务 做好受灾者的疾病管理,为偏僻区域或行动不便的伤员提供移动巡回服务、家庭访问服务,医护人员应24小时在避难所进行诊疗,建立和完善受灾者应享受的免费医疗制度。

(2)卫生管理(防疫、食品卫生) 社区内应构建有效的卫生防疫体系。暴雨、洪水地区的防疫消毒工作根据情况以每周2次为宜,灾害地区的下水道、卫生间和垃圾场等害虫易繁殖的地方或发生源随时进行消毒。要饮用煮沸后的热水,没有煮水工具时可提供矿泉水。

(3)传染性疾病管理 发现高热或腹泻等传染性疾病的伤员应立即报告,对受灾人员收容所的壁面、周围、卫生间采取集中杀菌、杀虫措施,并在卫生间周围配有洗手的地方进行消毒。

(4)预防接种 主要对集体收容所的受灾人员和灾害地区卫生环境被污染而有感染可能性的居民进行预防接种,如给集体收容所中的小儿追加接种麻疹疫苗或洪水淹没地区传染病的预防接种等。

(三)灾害现场急救的管理内容

1. 人员分工及岗位职责是否明确

为保障救护工作有序、高效进行,应根据突发事件性质和任务要求,对参与救援的医疗救护力量进行岗位分工和定职定责,以期迅速落实上级的指示决定,制定救护方案,指导救助实施,协调抢救与转送,及时做好卫生防疫,统筹安排救援工作。

在以外伤和常见病救治为主的灾害现场急救中,通常设置指挥组、分类后送组、医疗组、手术组、医技组、防疫组、洗消组和后勤保障组等。

2. 建章立制科学安排救治任务

灾区开展医疗工作之前,要结合灾区实际情况对工作预案进行调整和完善,要求医疗急救各班组统一标准,严格执行岗位工作制度,减少抢救中的忙乱,提高工作效率。灾害救援时,因时间和工作量无法提前预知,因此,在合理配备医疗救护人员的前提下,如遇抢救任务减少时,可适当安排人员轮换休息。做到对在班人员合理分工,科学安排时间,使救护人员配置依救援任务和工作量的变化随时调整,保证参援人员有休息时间来恢复体力,随时准备迎接大批量伤病员的到来。

3. 统一标识物资定位规范设置

帐篷营地无论室内、室外,都要有统一醒目的标识,如在帐篷高处要粘贴醒目的防雨标牌,标牌内容根据该卫生帐篷的功能确定名称,如重症一室、恢复一室等。一般一顶卫生帐篷为一个病房,每个重症病房安排6~7张床位,普通病房8~10张床位,统一病床的摆放方向;在每张床头上,统一粘贴床头牌编号,要求信息简明扼要,如重症1-1、恢复1-1等,以便对伤病员手术或搬运中的归位辨别。

帐篷内的急救设施、设备,在取用方便的基础上,尽量全部统一固定位置。救护人员定时认真检查急救设施、设备的使用及归位情况,及时补齐急救药品与耗材,规范物资的摆放,确保紧急医疗救护时的有效使用。

4. 感染控制

（1）环境管理

灾区医疗帐篷受条件所限，加之帐篷内伤病员的密度较大，为了防止发生交叉感染，应严格执行感控制度，落实感控措施。

① 帐篷内环境：帐篷内环境用 0.2％的过氧乙酸每天喷洒 3 次，物品及地面用 500 mg/L 的含氯消毒液每天擦拭 2 遍。帐篷内减少存放不必要的物品，保持室内空气清新，每天通风换气不少于 3 次。

② 外部环境：灾区救护，无法对医疗区与医护人员的宿营地进行严格的分隔，营区的生活区域完全暴露，如果发生疫情，根本无法避免感染。因此，帐篷外整个营区环境的卫生消杀与室内消毒同样重要。对营区周围环境采取定时消毒、随时清理的方法进行防护，是目前战地救护中最有效的感控措施。

③ 控制感染源：伤病员来自灾害现场，随身携带的物品有可能会成为感染源，因此，在检诊分类处检伤时，应将伤病员脱下的衣物集中在一处严格消毒，防止病菌传播。

（2）人员管理

人员的安全管理，不仅关系到整个灾区医疗救治点的安全，也是提高战斗力的根本保证。切实执行感控制度，要靠大家在思想上重视，并严格落实在每个人点点滴滴的行动中。

① 严格手卫生：灾害过后，灾区的水源、物品、土壤、环境等沾染病菌的概率增多，而遭受重创的伤病员体质差、抵抗力低，更容易感染多种病菌。因此，医护人员在对伤病员治疗、处置时，要提高手卫生的依从性管理。

② 工作服管理：工作服禁止带入生活区应作为一条管理制度，并监督全员严格执行。可在检查室有限的空间内，开辟出空间放置工作服，或将工作服装入防雨袋固定在检查室外，标识姓名后存放。

5. 垃圾管理

医疗垃圾与伤病员的生活垃圾要分开处理，医疗利器应密闭封存。灾害现场急救工作中，由于条件所限，可使用空置的饮料瓶、消毒液空瓶等容器，密闭存放医疗利器。

6. 离院管理

伤病员康复痊愈或需要转出时，要对空置的床位执行终末消毒制度。部分伤病员集体离开后，应对同类伤病员整合病室，对空置帐篷 24 小时密闭熏蒸消毒，然后关闭帐篷。

第三节　灾害现场急救物资的准备与管理

通常，因灾害发生的时间、地点及严重程度难以预测，救援任务紧急，使物资准备时间较为仓促。在灾害发生后的早期，需要有种类齐全、充足的医疗物资为灾害现场急救提供保障,这就要求医务人员必须十分熟悉物资装备的性能用途,做好救援物资的准备及管理工作,保障医疗急救顺利开展。

一、灾害现场急救物资的准备

医疗物资是救助伤病员的物质基础,能否及时、有序、合理地提供医疗急救物资是减少人员伤亡的关键因素之一。因此,准备医疗急救物资前,应首先了解灾害事件的性质,针对突发灾害的特点和发生区域,选择齐全、充足、便于携带的医疗物资。医疗急救除需要基本的医疗器材和一些高精尖的医疗设备作保障以外,还需要准备一些个人装备。由于救援物资品种繁多,可按照物资的类别进行分类准备。

(一)医疗卫生装备

1. 急救器材装备箱

普通诊疗装备箱(含听诊器、血压计、叩诊锤、镊子、砂轮、体温计、剪刀、压舌板等)、复苏箱(含口咽通气管、喉镜、简易呼吸器、气管插管、牙垫等)、体外自动除颤仪、心脏按压泵、吸引器、骨折固定器、颈托、清创缝合包、换药包、导尿包、气管切开包、静脉切开包、骨科器械包、胸科器械包、颅脑外科器械包、五官科检查器械箱、烧伤包、血管吻合器械、呼吸机、微量泵等急救器材。

2. 急救药品箱

心、肺、脑复苏用药,心功能不全用药,镇静止痛药,降低颅内压用药,抗休克用药,抗心律失常用药,止血药,溶栓药,急性中毒解毒药,外用消毒用药,静脉输注的晶、胶体溶液等。

3. 特殊器材装备箱

心电图机、X线机、B超、洗片机、多参数生理监护仪、野外诊疗床、小型医用纯水装置、运血箱、医用冰箱、系列担架、高压消毒器、多人吸氧器等。

4. 检验装备箱

医用冰箱、显微镜、离心机、凝血分析仪、恒温水浴箱、生化分析仪、血细胞计数仪、尿液分析仪、血气分析仪、检验器材补给箱等。

5. 防疫防护装置箱

检水检毒箱、电动喷雾器、呼吸防护器、ABCD四级防护服、防护镜、手足防护套等。

6. 其他卫生设备

急救车、防疫车、医疗箱组、担架、动力转运车、医疗帐篷、诊疗病床、计时钟等。

(二)个人装备

灾害救援时医务人员的生活及安全是做好现场医疗急救的保证。个人用品应考虑到应对各种复杂的情况,一般来讲包括以下物品:

1. 服装类

防寒服、保暖衣裤及换洗衣服等。

2. 背囊

棉被褥或睡袋、毛巾被、蚊帐、雨衣、水壶、野战饭盒等。

3. 洗漱用品类

洗漱包(含牙膏、牙刷及毛巾)、洗浴用品、防晒护肤用品等。

4. 其他

防水手电筒、卫生纸、救护绳、瑞士军刀、救生哨、带指北针计时器、防风打火机等。

(三)后勤保障装备

1. 宿营用具

帐篷、脸盆、水桶、马扎、扫帚、簸箕、垃圾袋、铁锹、镐、警戒带、警戒杆、桌椅、拖布等。

2. 供电照明装备

发电机、防水配电盒、电缆搅盘、电线、电灯(含灯头)、营地照明灯、便携照明灯、标志灯、车用逆转电源、国际转换插头等。

3. 炊具、食品

野外个人炊具、班用炊具组套、电热水壶、水囊、水袋、主副食品、军队野战食品等。

4. 工具设备

斧子、细铁丝、尼龙绳、人字梯(1.5 m)、后勤保障车辆等。

(四)通信办公装备

1. 通信设备

移动通信天线、车载电台、对讲机、卫星电话、GPS 技术(全球卫星定位系统)。

2. 办公设备

笔记本电脑、打印机、打印纸、笔、笔记本、记号笔、胶带(窄)、胶棒、剪刀、裁纸刀、各种型号电池、别针、受援地区地图、录音笔、数码摄像机、数码相机、移动硬盘等。

二、救援物资的管理及保养

做好救援物资的管理与保养,确保救援物资装备性能良好,为灾害应急救援提供切实保障。

(一)物资管理

1. 建立资产清单

根据救灾物资建立清单,方便随时清点和查询。

2. 分类存放

物资的保管要依据类别、性质和要求安排适宜的存放场地,并标明品名、规格、数量,便于查找和发放。

3. 专人管理

贵重仪器及药品要专库存放,指定专人保管。

4. 定期维护

定时检查并补充急救物资,做到"六无"保存,即无损坏、无丢失、无锈蚀、无腐烂、无霉烂变质、无变形。

(二)药品管理

急救药品应保持完整的外包装贮存。包装内最好备有说明书,且盒内药品产地、规格、剂量等应一致,并按药理性质分类管理。

1. 按药品贮存条件存放

救灾药品要尽量按药品贮存条件存放,防止药品变色、沉淀或析出结晶、变质等,如若发现,应立即停止使用。

2. 加强药品的效期管理

用于应急救援的所有药品,应设专人负责检查和管理,及时与药房调换近失效期的药品,做到不带近失效期药品进灾区。药品进入灾区后,要有序放置、定时清点和补充。

3. 特设急救药品库

为了方便迅速救治特殊危重伤病员,应特设急救药品库,并将库中所有药品按药理分类顺序登记入卡,分类码放,以备抢救中使用方便。

4. 加强毒、麻限制药品管理

毒、麻限制药品要设专用药箱上锁贮存,并指定专人负责管理,使用时要详细登记药品的去向。

(三)器材养护

急救器材应该分为 A、B、C 类储备和管理。

1. A 类为固定器材,包括各种小型设备、仪器等,做到定期维护。

2. B 类为药材,包括急救药材、消毒药品、各系统疾病用药,根据保质期进行随时清理和更换。

3. C 类为消耗性器材,包括手术衣帽、注射器、纱布、绷带、针线等,保证无污染、无破损,按效期及时进行更换。

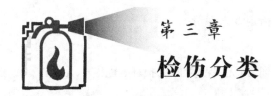

第三章
检伤分类

DI SAN ZHANG

第一节　检伤分类的概述

灾害现场大量伤员同时出现,而医生、设备、药品、材料等急救资源常常不能满足救治的需要,存在救治需求和资源之间的矛盾。现场急救要遵循特别的原则,在伤员救治需求和能提供的救治资源之间找到平衡,使总体救援效果达到最大。灾害救援要遵循伤员群体利益最大化原则。这就要求把伤员按照伤情和救治可能进行分类,确定救治先后顺序,这就是检伤分类。检伤分类等级的确定不但取决于伤情的轻重,也取决于救治力量和条件因素。检伤分类的主要目的在于:① 现场快速识别危及生命的重伤患者,启动急救措施;② 根据伤者的轻重缓急给予分类处理,稳定伤者;③ 快速有效地组织确定治疗或安排尽快转运至可实施确定治疗的医疗机构。

一、检伤分类简史

检伤分类意思是进行分类,是一个以伤员的救治需要或从迅速地医疗中最大获益的可能性作为依据,对伤员进行检伤和分类的过程。

现代检伤分类的历史可以追溯到拿破仑时代。拿破仑军队中的一名军医Dominique Jean Larrey 创立了根据伤员需要医疗处理的紧急程度决定救护次序的系统,他还开创了战场紧急救护体系。1846 年 John Wilson 进一步完善了战伤检伤分类的理论,他认为救命技术应优先用于最需要的伤员。到了 20 世纪,这种实践在一些国家的军队中得到了进一步运用和发展,避免了延误治疗和病情进一步发展,使许多伤员得到了及时的治疗,挽救了生命。第一次世界大战的战伤救护中已经建立战伤检伤分类站。第二次世界大战进一步完善了战伤救护体系,实现了战场上的紧急救护、分级救护和后送,恰当的检伤分类明显改善了战伤救治效果,被认为是急救时早期重要的医疗救护方法。朝鲜战争和越南战争中,空中救护和转运得以普及,使伤员死亡率从二战时的 4.7% 降到越战时的 2.5%。

战时的检伤分类是对一个伤员的检伤过程,目的是确定伤员治疗上的优先顺序。

受伤的士兵以他们伤情的严重程度被分类,严重受伤的士兵被优先治疗,其次是受伤较轻的,再次是能够等待治疗的士兵。

二、检伤分类在灾害紧急医疗急救中的作用

检伤分类的目的是在短时间内熟练地对伤员进行初步的评估,确定伤员需要哪种类型的救护,缩短急救时间,使最需要紧急救护的伤员得到优先救治和后送。

在灾害现场,特别是大型灾害时,可能会产生大量伤员。而救援资源永远是有限的,如医护人员数量、救护设备数量、运送工具、医疗机构容量等。正确地进行检伤分类,根据不同伤员的轻重缓急,使医疗急救的资源得到合理分配,能够最大限度地发挥救援资源的作用,实现救援效果的最优化。

在较小灾害、伤员数量非常有限时,伤员检伤分类的目的是尽最大努力为每一位伤员提供最恰当的医疗服务。在大型灾害,伤员数量多、伤情复杂,医疗需求与可利用的医疗资源间存在巨大的不平衡时,伤员检伤分类的目的是尽最大可能抢救最多的伤员(见图3-1-1)。

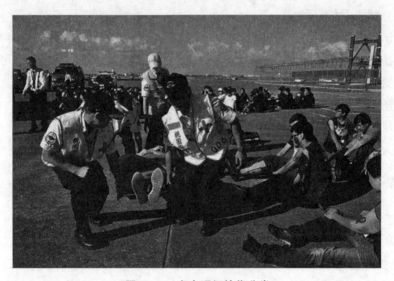

图 3-1-1 灾害现场检伤分类

三、检伤分类者

现场检伤分类通常由有经验的医生或护士进行,检伤分类者应具有丰富的临床经验和病情评估能力、较强的沟通协调能力和相当的法律知识。

第二节　检伤分类的原则和方法

一、检伤分类的原则

检伤分类应遵循以下原则：

（1）因灾害时无法进行全面病史采集和体检，只能根据简要的病史和体检做出判断。

（2）对每个伤员都采取相同的规范化的步骤进行分拣。

（3）伤后的生理学改变比解剖性损伤更应受到重视。

（4）分拣级别的确定不仅取决于伤情，还取决于灾害性质、救援环境、伤员数量和救援资源等因素。

（5）灾害现场分拣一般不包括伤员的治疗，除非伤情紧急且简单的手法即能缓解伤员的紧急状态，可进行治疗。

（6）分拣应是一个动态的过程，重复分拣是必要和重要的。伤员伤情会发生变化，如内脏损伤随时间延续而出血增多，环境、救援力量、运送能力也会变化，均可使分拣级别发生改变。

（7）分拣后伤员应安置于不同的区域等待治疗和后送。

（8）对无存活希望的伤员，分拣后可给予姑息性治疗；对无反应、无呼吸、无脉搏者直接标记为死亡，应尽快将其移至远离分拣现场的尸体处理场所。

二、检伤分类类别

虽然有不同的检伤分类系统，但不同的检伤分类系统大同小异，且形成了一致的共识。绝大多数检伤分类系统将伤员分为4类，并标以醒目的颜色标志（见图3-2-1）。

（一）第一优先

红色标志，表示紧急治疗。含义：伤情危重，需立即进行医疗处理，能够用简单的方法、较短的时间和较少的资源进行救护，且经过救护能够导致较好的预后。例如：四肢动脉大出血能够用简单的外科技术控制，张力性气胸能够用穿刺和置管处理。

（二）第二优先

黄色标志，表示延缓治疗。含义：有较重的损伤，但伤情相对稳定，允许在一定时间内延缓处理和后送。例如：单纯的股骨或肱骨骨折。

（三）第三优先

绿色标志，表示轻伤。含义：轻伤员，可以等待治疗，所以又称为可自己行走的伤员。这组伤员可以等待重伤员处理结束后治疗，或在救援人员指导下自己救护。例如：体表擦伤，挫伤，出血较少的创口，关节扭伤，小的骨折等。

（四）第四优先

黑色标志，表示伤情过于危重，即使给予强力救治也少有存活希望者。这类伤员可给予姑息性治疗，当救援力量足够时也可给予积极治疗。例如：重型颅脑损伤，95%体表面积的Ⅲ度烧伤。

现场检伤分类时对无反应、无呼吸、无脉搏者直接标记为死亡。不要企图进行复苏。应尽快将其移至远离检伤分类现场的尸体处理场所。

 第一优先 表示伤情十分严重。患者随时可能有生命危险，急需抢救者。如呼吸心跳骤停、气道阻塞、中毒窒息、活动性大出血等患者

 第二优先 病情严重，应尽早得到抢救，如各种创伤、急性中毒、中度烧烫伤、休克或复杂的多处骨折患者

 第三优先 伤员神志清醒。身体虽受到外伤但不严重，疾病发作已有所缓解，可容稍后处理

 死亡 确认患者已经死亡

图 3-2-1 检伤分类类别

伤员检伤分类是一个动态过程。一方面，伤员伤情会发生变化，如内脏损伤随时间延续而出血增多。另一方面，救援力量也会变化，一般来讲，随着更多的救援人员和物资的到达，医疗资源会逐渐增多。原来分为延缓治疗的伤员可能重新检伤分类并得到立即治疗。

三、常用的检伤分类方法

（一）简明检伤分类与快速急救系统（START）

START 是加利福尼亚 Newport Beach 消防局和 Hoag 医院于 1983 年建立的用于较大灾害时医疗急救的快速检伤分类系统。通过评估伤员的行走能力、呼吸、循环和意识四个方面进行检伤分类（见表 3-2-1）。

表 3-2-1 START 检伤分类法

红色，立即，第一优先	呼吸＞30 次/分；桡动脉脉搏不能触及或毛细血管充盈时间＞2 s；不能遵从指令
黄色，延迟，第二优先	不能行走，且不符合红色和黑色标准
绿色，轻伤，第三优先	可自行行走至指定的安全地点进一步评估
黑色，死亡，第四优先	尝试开放气道也无呼吸

该方法将伤员分为四类，分别以红色、黄色、绿色和黑色标示，代表第一优先、第二优先、第三优先和第四优先。第一优先表示紧急，包括呼吸大于 30 次/分，伤员不能执行指令，桡动脉搏动不能触及或毛细血管充盈大于 2 秒。第二优先表示延缓，包括不能行走的伤员，且不符合第一和第四优先。第三优先表示轻伤，伤员能够自己行走到另一医疗点接受进一步评估和治疗。第四优先表示没有救治希望，即使开放气道伤员仍无

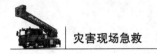

呼吸。

本法特点是简单、便捷、准确,只需一或两名经过训练的急救人员即可完成,对每名伤员的分拣需时不超过 1 分钟。适合在灾害较大,出现较多伤员的场合使用,已得到国际上普遍认可。本法在 1992 年美国 Andrew 飓风灾害、1994 年 North ridge 地震灾害、2001 年世贸中心恐怖袭击等灾害救援中得到应用。

(二) 五步检伤法

目前灾害现场对群体伤的检伤,通常采用"五步检伤法"及"简明检伤分类法"。前者主要强调检查内容,后者则将检伤与分类一步完成。二者的共同点均为简单易行并注重生命体征的判定,都是为了迅速将那些有生命危险但若给予紧急处置则可以抢救成功的伤病员鉴别出来,以便立即给予急救处理。这两种检伤方法快捷简单,不需要借助特殊器械工具,又能够科学准确地判定大批伤病员的不同伤情及其危及生命的程度,故建议在初检时选择采用。五步检伤法的过程要点可概括为 ABCDE 法则,具体实施方法如下。

1. 气道检查

首先判定呼吸道是否通畅,有否存在舌后坠、口咽气管异物梗阻或颜面部及下颌骨折等,并采取相应措施以保持气道通畅。

2. 呼吸情况

观察伤病员是否有自主呼吸及每分钟呼吸的次数,呼吸深浅或胸廓起伏程度,双侧呼吸运动的对称性,双侧呼吸音的比较,以及伤病员的口唇颜色等。如疑有呼吸停止、张力性气胸或连枷胸存在时,须立即给予相应的人工呼吸、胸腔穿刺减压术或胸廓固定处理等。

3. 循环情况

估计血压[检查桡、股、颈动脉搏动,如果动脉搏动可触及,则其收缩压分别在10.67 千帕(80 毫米汞柱)、9.33 千帕(70 毫米汞柱)和 8.0 千帕(60 毫米汞柱)左右],观察指端毛细血管再灌注时间(正常在 2 秒内可再充盈)和活动性大出血情况,以便及时止血或应用抗休克裤等。

4. 神经系统功能障碍

检查意识状态、瞳孔大小及对光反射情况,有无肢体运动功能障碍或异常,以及进行昏迷程度评分。

5. 充分暴露检查

根据现场具体情况,短暂解开或脱去伤病员衣服充分暴露身体各部位,进行望、触、叩、听等检查,这便于发现危及生命或正在发展为危及生命的严重损伤。

(三) Homebush 检伤分类法

Homebush 检伤分类法(见表 3-2-2)是 1999 年由澳大利亚学者建立的,欲将其作为标准检伤分类法在澳大利亚推广。它以 START 为基础,但增加了白色标志的第五类,专指临终(dying)的伤员。将临终伤员从已经死亡(dead)区分开来,对其给予关怀性治疗,同时设一专门区域安置这类伤员,而不是将他们置于尸体中间。红色标志给予桡动脉搏动不能触及、不能遵从指令、呼吸大于 30 次/分的伤员。紧急类伤员和 START 分类中延迟治疗类含义相同,非紧急类相当于 START 分类中的轻伤员。本分类法强调将各类伤员安置在用各种颜色标志的区域,而不仅仅是在他们身上贴标签。同时,为了通讯联络的方便,选用 5 个单词"alpha,bravo,charlie,delta,echo"分别代表不同的紧急程度。

表 3-2-2 Homebush 检伤分类法

红色,立即,alpha	呼吸＞30 次/分;桡动脉脉搏不能触及;不能遵从指令
黄色,紧急,bravo	不能行走,且不符合红色、白色和黑色标准
绿色,非紧急,charlie	可自行行走至指定的安全地点处理
白色,临终,delta	死亡中,可触及脉搏,但无自主呼吸
黑色,死亡,echo	已经死亡,尝试开放气道也无呼吸

在 2002 年巴厘岛爆炸事件中应用了本检伤分类法。但仅记录了描述性信息,无法分析检伤分类的准确性及其对预后的影响。

(四)MASS 检伤分类法

MASS 检伤分类法是基于美军的战伤检伤分类法建立的,用于灾害时大量伤员的检伤分类,属于国家灾害生命支持的核心内容。MASS 检伤分类法以 START 为基础,但采取不同的评估方式,在对每一个体伤员进行检查前即将其分为某一类。MASS 代表 4 个英文词:Move(运动)、Assess(评估)、Sort(分类)、Send(后送)。首先开始"运动",指导能自己行走的伤员到一指定的区域,这些伤员属于轻伤,绿色标志。不能自己行走的伤员要求他们移动一侧上肢或下肢,能够遵嘱移动任意肢体者属于延缓,黄色标志。如果伤员不能遵嘱移动肢体,将进行评估并分为"立即"或"期待"组。下一步是"评估",参照"START"方法进行。"评估"阶段还进行主观判断,将致命伤伤员分入"期待"组,不管这些伤员预计存活期的长短,包括 100%面积的烧伤、致命性放射损伤等。"分类"是根据客观的指标将伤员进一步分类,并根据"分类""后送"。

四、检伤分类的组织

检伤分类的组织要求简单便捷,在 1—2 分钟完成 1 名伤员。一般的方法是简单询问受伤史和主要症状,进行快速体格检查,注意气道、呼吸、循环、意识状态等进行伤情判断。这是在现场巡视后对伤员进行的最初评估,由此确定检伤分类类别、后送优先级别和方式。判断危重伤情的一般步骤和方法如下:

1. 意识

先判断伤员神志是否清醒。在呼唤、轻拍、推动时,伤病员会睁眼或有肢体运动等其他反应,表明伤病员有意识。如伤员对上述刺激无反应,则表明意识丧失,已陷入危重状态。伤员突然倒地,然后呼之不应,情况多为严重。

2. 气道

呼吸必要的条件是保持气道畅通。如伤病员有反应但不能说话,不能咳嗽、憋气,可能存在气道梗阻,必须立即检查和清除。如进行侧卧位和清除口腔异物等。

3. 呼吸

评估呼吸。正常人每分钟呼吸 12—18 次,危重伤员呼吸变快、变浅乃至不规则,呈叹息状。在气道畅通后,对无反应的伤病员进行呼吸检查,如伤员呼吸停止,应保持气道通畅,立即施行人工呼吸。

4. 循环体征

在检查伤病员意识、气道、呼吸之后,应对伤病员循环系统的体征进行检查,如:脉搏、呼吸、皮肤颜色、运动情况。成人正常心跳每分钟 60—100 次。呼吸停止,心跳随之停止;或者心跳停止,呼吸也随之停止。心跳、呼吸几乎同时停止也是常见的。脉搏跳动在手腕处的桡动脉、颈部的颈动脉较易触到。心律失常以及严重的创伤、大失血等危及生命时,心跳或加快,超过每分钟 100 次;或减慢,每分钟 40—50 次;或不规则,忽快忽慢,忽强忽弱,均为心脏呼救的信号,都应引起重视。

5. 瞳孔反应

眼睛的瞳孔又称"瞳仁",位于黑眼球中央。正常时双眼的瞳孔是等大圆形的,遇到强光能迅速缩小,很快又回到原状。用手电筒突然照射一下瞳孔即可观察到瞳孔的反应。当伤员脑部受伤、脑出血、严重药物中毒时,瞳孔可能缩小为针尖大小,也可能扩大到黑眼球边缘,对光线不起反应或反应迟钝。有时因为出现脑水肿或脑疝,使双眼瞳孔一大一小。瞳孔的变化表示脑病变的严重性。

6. 其他

当完成现场评估后,再对伤病员的头部、颈部、胸部、腹部、盆腔和脊柱、四肢进行检查,看有无开放性损伤、骨折畸形、触痛、肿胀等体征,有助于对伤员的病情判断。

还要注意伤病员的总体情况,如伤病员表情淡漠不语,面色苍白或青紫,口唇、指甲发绀,冷汗口渴、呼吸急促、肢体不能活动等现象为病情危重的表现;对外伤伤病员应观察神志不清程度,呼吸次数和强弱,脉搏次数和强弱;注意检查有无活动性出血等。严重的胸腹部损伤容易引起休克、昏迷甚至死亡。急救人员应通过现场望、闻、问、扣等简单方法获得伤病员的基本信息情况,并对伤病员及时做出伤情评估分类,予以检伤标识牌进行标记,归类至指定区域等待转运或进行现场稳定处置,过程中尤其需识别危重伤员,尽快送医救治。

五、检伤分类的重点

(1) 进行现场检伤分类是一项专业性很强且关系重大的工作,最先到达现场的医护人员须尽快进行检伤分类,并尽可能由具有一定创伤救治经验的高年资医生或护士进行最后复检确定,切不可"走马观花"。

（2）检伤人员须时刻关注全体伤病员,而不是仅检查救治某个危重伤病员,应处理好个体与整体、局部与全局的关系。

（3）现场检伤时的检查方法须简单易行,既要认真又要迅速。任何延误就意味着放弃生命。

（4）一般的医疗专科检查分类主要是为便于决定采取相应的治疗方法,但现场检伤分类的主要目的是救命,故重点不是受伤种类和机制,而是创伤危及生命的严重程度和致命性并发症。

（5）严重创伤后伤情往往复杂多变,检伤人员须认识到检查结果仅仅是一时的"状态",它只是伤情发展变化"过程"中的一个阶段,故对于危重伤病员需要在不同的时段由初检人员进行反复检查记录,并比较前后检查结果的动态变化,即对伤情进行"再评估"。

（6）通常初检完成,当伤病员脱离危险境地进入安全的"伤病员处理站",并已接受初期急救处置后,还应该进行复检。复检对于昏迷、聋哑伤病员或小儿更为重要,已有经验证明很多"黄标重伤病员"是在复检中发现的。

（7）初检时主要注重危及生命伤情的病理过程（如呼吸道堵塞、活动性大出血等）；伤情相对稳定后的复检,则应该对伤病员按系统或解剖分区进行检查。复检后还应根据最新获得的伤情资料重新进行分类,并采取相应的更为恰当的处理方法。对伤病员进行复检再评估时还应该将伤病员的性别、年龄、一般健康状况和既往疾病等因素考虑在内,注意同样的损伤作用在不同人身上,可以引起不同的后果。

（8）检伤中应尽量减少翻动伤病员的次数,并选择合适的检查方式,须避免造成"二次损伤"（如脊柱损伤后不正确翻身,造成脊髓的医源性损伤）。注意检伤不是目的,不必在现场强求完全彻底。当检伤与抢救发生冲突时,应以救命为先。

（9）检伤中应着重认真检查那些"不声不响"、反应迟钝的伤病员,因其多为真正的危重者；而那些尚能够"大喊大叫"的伤病员,虽容易引起救助者注意,但其伤情未必真的非常严重。

（10）双侧对比是检查伤病员的简单有效方法之一,如果在检查中发现双侧肢体出现感觉、运动、颜色或形态上不一致（如肢体活动功能不同、双侧胸廓呼吸运动幅度或呼吸音不对称等）,则高度怀疑有潜在损伤的可能。

检伤分类是从处理战伤的经验中总结出来的概念,后被运用到灾害现场急救中。灾害伤员和战伤伤员具有共同的特点,即短时间内出现大量伤员；伤员呈现不同的严重程度,对治疗的需求不同；医疗资源有限,不能让所有伤员同时接受治疗。这些特点要求必须建立一种方法,让伤员按一定次序接受治疗,让最需要治疗且最可能有效治疗的伤员优先治疗。在灾害环境下,实施检伤分类是必要的,也是从长期的实践中总结形成的灾害现场急救基本原则,这一点在世界范围内得到公认。

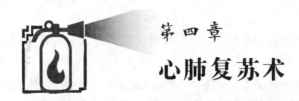

第四章
心肺复苏术

心肺复苏术(CPR)是针对心搏呼吸骤停和意识丧失的急危重症患者所采取关键挽救措施,其目的是重建循环、恢复呼吸、促进患者的神经系统功能恢复。1960年胸外心脏按压和人工呼吸的提出,标志着现代CPR的开始,经过半个多世纪以来的探索实践,承接了宝贵的经验与教训,对于我们进一步提高CPR抢救成功率和改善CPR患者预后奠定了坚实的基础。如何提高心搏呼吸骤停患者的救治生存率是世界急危重病医学的重要课题,亦是灾害现场急救的首要命题。在灾害现场急救中科学实施CPR,要充分考虑到抢救对象、抢救时机、抢救空间等特殊因素,提高灾害现场急救中CPR的质量,是灾害医学工作者矢志不渝的追求。

第一节　　心肺复苏术

一、概念

(一)心肺复苏术(CPR)

通常指联合运用人工呼吸和人工胸外按压两种方法,挽救心跳、呼吸骤停病人的急救方法。适用于各种原因引起的心跳骤停,如创伤中毒、窒息、休克、心脏疾病或药物过敏、触电、溺水、冷冻伤、挤压伤、烧伤等引起的心脏骤停。

(二)心肺脑复苏(CPCR)

维持脑组织灌流是心肺复苏的重点,故一开始就应积极防治脑神经细胞损害,力争脑功能完全恢复。

(三)基础生命支持技术(BLS)

又称现场急救,是心肺脑复苏中的初始急救技术,以建立病人的循环、呼吸功能,保证重要脏器的血液供应。

(四)生存链(chain of survival)

是以早期通路(呼救)、早期心肺复苏、早期除颤、早期高级生命支持和心脏骤停后的综合治疗五个相互联系的环节组成,环环相扣。以第一目击者(第一反应人)、急救调度、急救服务人员、急救医生和护士作为团队,共同为抢救生命进行有序工作(见图4-1-1)。

图 4-1-1　成人生存链

成人生存链包括以下五个内容:

(1) 立即识别心脏骤停并启动急救系统;

(2) 尽早心肺复苏,着重于胸外按压;

(3) 快速除颤;

(4) 有效的高级生命支持;

(5) 综合的心脏骤停后治疗。

(五) 基础生命支持(BLS)

基础生命支持的目的是尽快恢复心跳、呼吸,促进脑功能的恢复(见图4-1-2)。

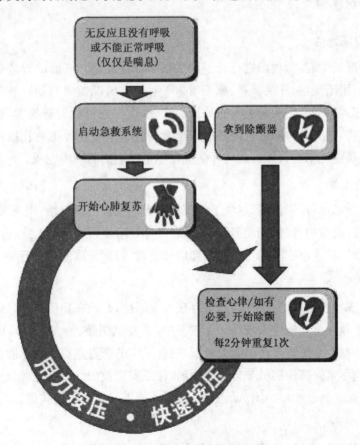

图 4-1-2　成人基础生命支持简化流程

1. 基础生命支持中最重要、最基础、最核心的内容是 CPR,它是在死亡边缘、在抢救生命的黄金时刻里最关键的抢救措施。

2. AED 在欧美发达国家公共场所应用已非常普及。自动体外心脏除颤器,于患者脉搏停止时使用。然而它并不会对心电图呈水平直线的伤者做出电击。

3. 除颤加 CPR:关键的组合。简而言之,使用除颤器并非让伤患者恢复心跳,而是使心律乱跳的情况停止,从而恢复正常规律的心跳。

(六) 呼吸心跳骤停

(1) 突然面色死灰、意识丧失;

(2) 大动脉搏动消失(如颈动脉,通常由专业医护人员实施操作);

(3) 呼吸停止("一听"是否有呼吸声,"二看"是否胸廓起伏,"三感觉"有否呼吸气流");

(4) 瞳孔散大;

(5) 皮肤苍白或发绀;

(6) 心尖搏动及心音消失;

(7) 伤口不出血。

二、救护步骤

(一) 现场评估

紧急情况发生时,对现场进行初步评估是非常重要的。一般的方法是在现场巡视时实地感受(眼睛观察、耳朵听声、鼻子闻味等对异常情况做出判断),并遵循救援行动的程序,利用现场的人力和物力实施救援。首先,应注意可能对救护者、伤病员或旁观者造成的伤害,并充分考虑进入现场的安全性;其次,应对各种疾病和损伤的原因进行判断;最后,确定受伤者人数。现场评估应在尽可能短的时间内完成。

1. 现场查看

评估必须迅速,控制情绪,尽快了解现场情况。检查现场包括:现场安全、事发的原因、受伤人数,及救护者、伤病员及旁观者是否身处险境,伤病员是否仍有生命危险存在;然后判断现场可以应用的资源及需要何种支援、可能采取的救护行动。

2. 注意安全

在灾害现场进行现场救护时,如果存在安全问题,必须在相应机构(如消防、公安部门)控制后急救人员才能进入现场。在救护中,不要试图兼顾太多工作,以免使伤病员及自身陷入险境,要清楚自己的能力极限,明确工作的职责重点。在不能消除存在危险的情况下,应尽量保持伤病员与自身的距离,保证安全救护。灾害现场救援最重要的一点是首先要保护自己和救护团队的安全,然后才能更好地救护伤病员。

3. 个人防护

个人防护是指为了保护灾害或突发公共事件处置现场工作人员免受化学、生物与放射性污染危害而采取的措施,以防范现场环境中有害物质对人体健康的影响。当突发公共事件被确认为有毒污染、辐射、传染病或疑似传染病时,必须采取有效措施切实做好个人的隔离防护工作,这也是控制疾病传播与继续发展的关键。为了做到有效防护,可使用各种防护用品,如:隔离衣、手套、防护镜、口罩等个人防护品。在可能的情况下,用呼吸面罩、呼吸膜等实施人工呼吸。个人防护设备必须放在容易获取的地方,以便现场急用。另外,个人防护设备必须经相关知识的培训或按使用说明正确地使用,以达到保护伤病员、保护自己的预期目的。

(二)判断意识

轻拍患者的肩膀,大声呼唤"你还好吗?"(注意轻拍重唤)见图 4-1-3。

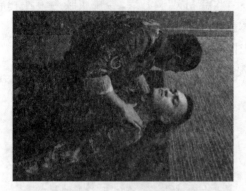
图 4-1-3 判断意识

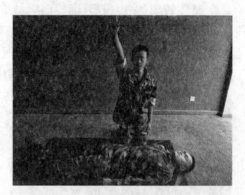
图 4-1-4 紧急呼救

(三)检查呼吸

一看患者胸廓有无起伏;二听患者口鼻部有无呼吸音;三感觉患者口鼻部有无气息流动,检查时间大于 5 秒。

(四)紧急呼救

当事故发生,发现了危重伤病员,经过现场评估和病情初判后需要立即救护,应迅速呼救(见图 4-1-4)或紧急拨打 120 电话。

1. 启动救护

救护启动称为呼救系统开始。呼救系统的畅通,在国际上被列为抢救危重伤病员"生命链"中的"第一环"。有效的呼救系统对保障危重伤病员及时救治至关重要。

(1)报告人姓名与电话号码,伤病员姓名、性别、年龄和联系电话。

(2)伤病员所在地的确切地点,尽可能指出附近街道的交会处或其他显著标志。

(3)伤员目前最危重的情况及伤者清醒程度,呼吸状况、脉搏情况等生命体征。

(4)灾害事故或突发事件时,说明伤害的原因性质、严重程度、伤病员人数。

(5)现场所采取的救护措施。

注意不要先放下话筒,要等 EMSS 的调度人员先挂断电话。

2. 单人及多人呼救

在专业急救人员尚未到达时,如果有多人在现场,一名救护人员留在伤员身边开展救护,其他人通知医疗急救部门机构。只有单人在场时,如果伤病员出现心脏骤停,为抓住"救命的黄金时刻",可立即进行心肺复苏,然后迅速拨打电话。如有手机在身边,则进行1—2分钟心肺复苏后,在抢救间隙中打电话。任何年龄的外伤或呼吸暂停伤病员,打电话呼救前接受1分钟的心肺复苏是非常必要的。

(五)复苏体位

1. 地面、床板或硬的平面(见图4-1-5);

2. 仰卧体位(心肺复苏体位),病人仰卧于硬板床上或地上,如为软床应在背部加垫硬木板,头部与心脏处于同一平面,两下肢抬高15°,以利于静脉回流和增加心排血量;

3. 整体转动、保护颈部,翻转伤病员方法:将病员双手上举,一腿屈膝一手托其后颈部,另一手托其腋下,使之头、颈、躯干整体翻成仰位;

4. 平直无扭曲,男性患者暴露胸部(见图4-1-6),以便迅速定位;

5. 施救者体位,① 病人任意一侧的肩腰部,② 两腿自然分开,与肩同宽。

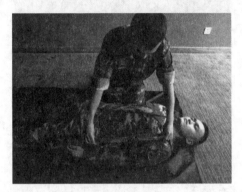

图4-1-5 复苏体位

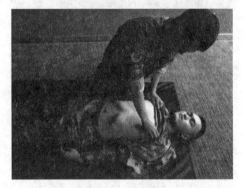

图4-1-6 暴露胸部

(六)胸外心脏按压

1. 操作方法

施救者手掌与手背重叠,手掌根部按在胸骨中、下1/3交界处,可采取两乳头连线中点处快速定位(见图4-1-7)。急救者两肘关节绷直,借助双臂和躯体重量向脊柱方向垂直下压使之下陷5 cm后迅速放松,以利心脏舒张。但手掌根部不离开胸壁,以免移位。如此反复进行。婴幼儿可用食指和中指的指端压迫胸骨,使其下陷5 cm即可。按照30∶2的比例进行操作,即每按压胸骨30次,做人工呼吸2次。

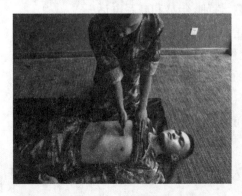

图4-1-7 快速定位

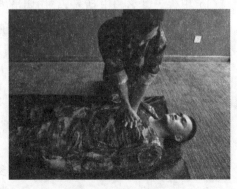

图4-1-8 按压手势

2. 胸外心脏按压注意事项

（1）判断循环非专业人员可不触摸；

（2）胸外心脏按压—人工循环；

（3）中指定位，将一只手的掌根放在患者胸部的中央，胸骨下半部上，将另一只手的掌根置于第一只手上（见图4-1-8）；

（4）掌根与胸骨长轴重合；

（5）按压频率至少每分钟100次；

（6）按压姿势：伸直双臂，使双肩位于双手的正上方（见图4-1-9）；

（7）随时观察效果（见图4-1-10），按压无效应注意是否有气胸、心包填塞、胸廓畸形、脊柱侧后突及血容量过低等；

（8）严重张力性气胸、广泛肋骨骨折、血气胸、心包填塞、胸廓或脊柱严重畸形、晚期妊娠、有大量腹水者禁忌行胸外心脏按压。

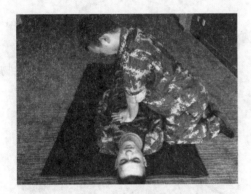

图 4-1-9　正确按压姿势

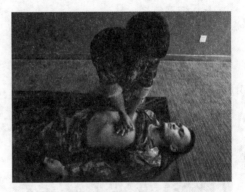

图 4-1-10　随时观察效果

3. 胸外心脏按压常见的错误

（1）手掌根部贴在胸骨外，手指压在胸壁上，这样易造成肋弓或肋软骨骨折。按压时定位不准确，向下错位易使剑突受压或折断，导致肝破裂造成血气胸。

（2）按压用力不垂直，导致无效按压（见图4-1-11）。按压者肘部弯曲，用力不够，达不到按压深度，放松时双手离开定位点（见图4-1-12），使下次按压部位错误引起骨折，放松时手未能抬起，使胸部仍承受压力，血液难以回到心脏。

（3）按压速度不匀，影响按压效果。

（4）胸外按压前未检查呼吸道是否畅通，未清除口腔内异物，造成窒息，使抢救失败。

（5）操作不及时，在心脏停止跳动后的5分钟内，未及时实施有效心脏按压而延误了宝贵的抢救时间，致使抢救失败。即使心跳恢复，也可能因大脑长时间的缺血缺氧造成不可逆转的脑损伤，成为植物人。

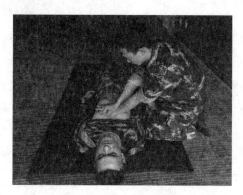

图 4-1-11　错误按压姿势

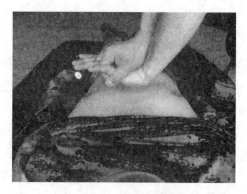

图 4-1-12　错误按压姿势

（6）操作时间过短，少于 30 分钟而又未有效按压，过早放弃也是错误的。特别是对于电击与溺水者。

（七）打开气道

1. 保持呼吸道畅通

可将昏迷伤病员的头部转向一侧（见图 4-1-13）或整体翻成侧卧位，清除口腔异物或口内分泌物、呕吐物（见图 4-1-14），防止堵塞气道。

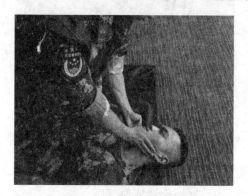

图 4-1-13　将伤员头部转向一侧

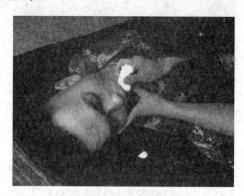

图 4-1-14　清除口腔异物

2. 仰头举颏法

（1）救护人员用一手的小鱼际（手掌外侧缘）部位置于伤病员的前额，另一手食指、中指置于下颏将下颌骨上提，使下颌角与耳垂的连线和地面垂直（见图4-1-15）。

（2）救护人员手指不要压颏下软组织，以免阻塞气道。

（3）注意事项如下：

① 先解开衣领、围巾、领带；

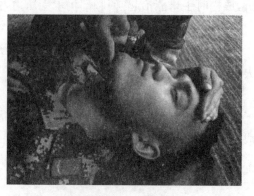

图 4-1-15　仰头举颏法

② 清除口腔内的异物后打开气道；

③ 防压迫气道(见图 4-1-16)；

④ 防止颈过度伸展；

⑤ 注意疑有颈椎损伤者。

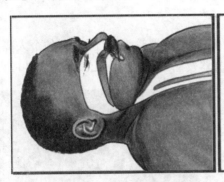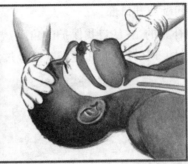

图 4-1-16 避免压迫气道

3. 双手抬颌法

施救者用双手从两侧抓住病人的下颌角并向上或向后方托起下颌，头部保持正中位，即可打开气道(见图 4-1-17)。此法适用于颈部有外伤者，以下颌上提为主，不能将伤员头部后仰或左右移动。

(八) 人工呼吸

1. 口对口人工呼吸动作要求

(1) 保持气道畅通；

(2) 正常吸气后、包严口、吹气；

(3) 吹气时捏闭鼻翼；

(4) 吹气量(成人)：500～600 mL,看到胸廓起伏(见图 4-1-18)；

(5) 时间：大于 1 秒；

(6) 吹气完毕，松开鼻翼，侧头呼吸，并观察病人呼吸情况(见图 4-1-19)。

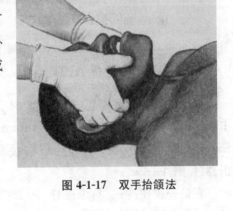

图 4-1-17 双手抬颌法

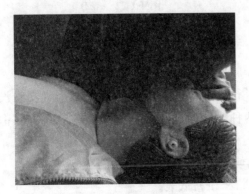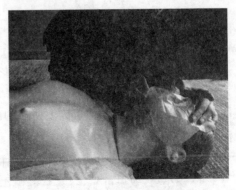

图 4-1-18 观察胸廓起伏 图 4-1-19 观察病人呼吸情况

2. 口对鼻人工呼吸动作要求

（1）气道畅通；

（2）提下颏、闭口部；

（3）吸气、包鼻部、吹气；

（4）间歇放开口部。

值得补充的是：从自我保护的角度，做好个人防护较为重要，常用的个人隔离装置包括一次性 CPR 呼吸膜和便携式呼吸过滤器及面罩（见图 4-1-20、图 4-1-21）。

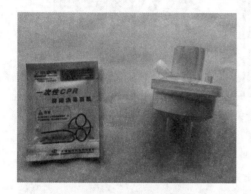 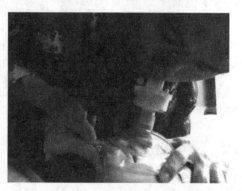

图 4-1-20　个人隔离装置　　　　　图 4-1-21　呼吸过滤器及面罩

三、及时正确使用 AED

自动体外心脏除颤器，或称自动体外电击器、自动电击器、自动除颤器（Automated External Defibrillator，AED），俗称傻瓜电击器（见图 4-1-22）。

它是一种便携式、易于操作、便于普及、稍加培训即可熟练使用、专为现场非急救人员设计的一种医疗设备。它的内部智能系统可以自动分析诊断特定的心律失常，并通过给予心脏电击的方式，使心脏节律恢复至正常跳动，从而达到挽救病人生命的目的。

图 4-1-22　AED

（一）AED 的特点

1. 能识别（只能识别）特定的心电图形，因为它被设计成只对室性心动过速和室颤进行自动识别的机器，从而可放心地交给没有医学基础的大众使用。除了以上所提的两种情形外，其他各式各样的心律不齐它都无法诊断，因而无法提供治疗。

2. 能以较小能量的电流双相除颤，从而使心脏受到的伤害最少。

3. 体积小巧，效果可靠，容易掌握操作方法，价格低廉。

4. 为了让它们显而易见，自动除颤器多以鲜红、鲜绿和鲜黄色来标示，且多由坚固的外厢加以保护。并设有警铃，但这警铃只在提醒工作人员机器被搬动，它并没有联络紧急救护体系的功能。

5. 典型的自动除颤器配置有脸罩，可使施救者隔着脸罩对病患者进行人工呼吸而无传染病或卫生之疑虑；大多配置有橡胶手套、用来剪开病患胸前衣物的剪刀、用来擦拭病患者汗水的毛巾及刮除胸毛的剃刀。

（二）除颤原因及 AED 在公共场所的设置情况

在心脏停止跳动之前的一段时间里，病人往往表现为心脏室性心动过速及室性颤动，往往会造成不同程度的血液动力障碍。最严重也是最常见的情况就是心室颤动，此时心室无整体收缩能力，心脏射血和血液循环终止，如不及时抢救，常造成病人脑部缺氧时间过长而死亡。此时，应当及时使用除颤器进行除颤，使一定能量的电流通过心脏，消除心律失常，恢复正常心律，为进一步的救助争取时间。

在欧美因每两人中就有一人可能死于心脏血管疾病，因此自动除颤器相对较普及。在亚洲，日本、中国香港在人口稠密区有较密集设置，我国台湾则仅见于机场、消防局救护队和军中卫生连（队），部分航空公司的客机则全面装设。

自动除颤器可以在家庭中使用，尤其当家中有心脏病患者时。随着急救常识的推广，自动除颤器可预期会愈来愈普及。

现在愈来愈多的救护车都配备有自动除颤器，以提供未受过心电图判读训练的急救人员对心脏病患者现场急救的需要。

（三）AED 的使用方法

与医院中正规电击器不同的是，自动体外心脏除颤器只需要短期的教学即可学会使用。因机器本身会自动判读心电图，然后决定是否需要电击，全自动的机型甚至只要求施救者去按下电击钮。在大部分的场合，施救者如果误按了电击钮，机器并不会产生电击。

在美国，自动体外心脏除颤器皆采用电脑合成声对施救者下达语音指令。为防止施救者有可能是听障患者，很多机型目前同时都附有荧幕提供讯息以提醒施救者。

大部分机型都是针对非医疗工作人员设计的。自动体外除颤器可以说是继心肺复苏术后，使心脏急救可以推广至大众最重要的发明。

1. AED 的使用步骤

步骤 1：打开电源开关。

步骤 2：正确贴上电击片（见图 4-1-23），插入导线（注：机器上一般都有图例引导）。

步骤 3：分析心律（Analyze the rhythm）（注：机器会自动分析、自动识别）。

步骤 4：如需除颤，确定无人接触病患者（见图 4-1-24），依机器指示电击。

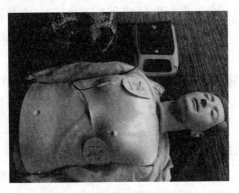

图 4-1-23　电击片粘贴位置

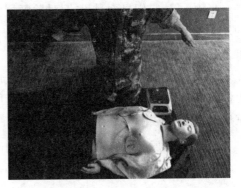

图 4-1-24　确定无人接触患者

2. AED 电击片粘贴的位置

右侧电击片贴在右胸部上方锁骨下面,胸骨右侧处。左侧电击片贴在左侧乳头外侧,电击片上缘要距离左腋窝下 7 厘米左右。

四、使用 AED 的禁忌

1. 8 岁以下或体重小于 25 千克病患者不能使用。

2. 避免接触水源,若胸部潮湿,须先擦干再使用 AED。

3. 若胸部有药物贴片或胸部内装有心律调节器或电击器,则 AED 的电击片须贴在远离上述器具至少 2.5 厘米处。

4. 分析心律时,不可晃动病人。若在行驶的救护车上 AED 无法分析心律,须先将救护车停稳再行使用。

5. 按 AED 提示,电击完立即按 30∶2 实施胸外按压和人工通气(见图 4-1-25),如此往复,直至病人复苏。

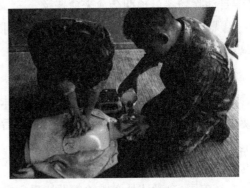

图 4-1-25　与 AED 组合运用

五、心肺复苏有效的指征

1. 面色、口唇由苍白、紫绀变红润;

2. 恢复脉搏搏动、自主呼吸;

3. 瞳孔由大变小,对光反射恢复;

4. 病人眼球能活动,手脚抽动,呻吟。

六、心肺复苏终止条件

1. 病人自主呼吸与脉搏恢复;

2. 有人或专业急救人员接替；

3. 医生已确认病人死亡；

4. 救护人员精疲力竭，无法继续进行心肺复苏。

成人、儿童、婴儿关键基础生命支持步骤的总结，见表 4-1-1。

表 4-1-1　成人、儿童、婴儿关键基础生命支持步骤的总结

内容	建议		
	成人	儿童	婴儿
识别	无反应（所有年龄）		
	没有呼吸或不能正常呼吸（即仅仅是喘息）	不呼吸或仅仅是喘息	
	对于所有年龄，在 10 秒钟内未扪及脉搏（仅限医务人员）		
心肺复苏程序	C—A—B		
按压速率	每分钟至少 100 次		
按压幅度	至少 5 厘米	至少 1/2 前后径大约 5 厘米	至少 1/3 前后径大约 4 厘米
胸廓回弹	保证每次按压后胸廓回弹医务人员每 2 分钟交换一次按压职责		
按压中断	尽可能减少胸外按压的中断尽可能将中断控制在 10 秒钟以内		
气道	仰头举颏法（医务人员怀疑有外伤，双手抬颌法）		
按压—通气比率（置入高级气道之前）	30：2 1 或 2 名施救者	30：2 单人施救者 15：2 2 名医务人员施救者	
通气：在施救者未经培训或经过培训但不熟练的情况下	单纯胸外按压		
使用高级气道通气（医务人员）	每 6 至 8 秒钟 1 次呼吸（每分钟 8 至 10 次呼吸）。与胸外按压不同步大约每次呼吸 1 秒时间明显的胸廓隆起		
除颤	尽快连接并使用 AED。尽可能缩短电击前后的胸外按压中断；每次电击后立即从按压开始心肺复苏。		

七、一线复苏药物的使用

1. 肾上腺素

1 mg 静注，间隔 3～5 分钟可反复使用，适用各类心脏骤停。

2. 胺碘酮

广谱抗心律失常,首剂 300 mg 静推,0.5 mg/mL～1 mg/mL 泵入,首日最多可达 2～2.2 g。

第二节　心肺复苏相关技术

一、气道梗阻急救

(一)婴幼儿气道梗阻常见原因

婴幼儿喉保护机制及吞咽功能不健全,进食时又常常嬉笑、啼哭、玩耍,容易将食物、小玩具等异物吸入气管内造成呼吸道梗阻。

(二)青壮年气道梗阻常见原因

成人多因在进食时谈话大笑,抛高接食花生米等食物,或进食过快,吞咽过猛,将食物碎块吸入气管梗阻。

(三)老年人气道梗阻常见原因

近年来有资料表明,老年人或体弱多病者因吞咽机能减退,更容易将口中食物等吸入气管造成气道梗阻。

(四)特殊表现(见图 4-2-1)

由于异物吸入气管时,病者感到极度不适,常常不由自主地以一手呈"V"字状地紧贴于颈前喉部,苦不堪言。表现为:颜面青紫、不能发声、"V"形手势、肢体抽搐、呼吸停止。

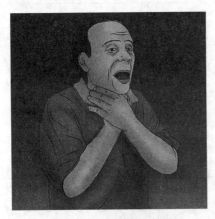

图 4-2-1　气道梗阻表现

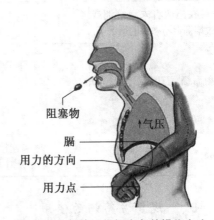

图 4-2-2　气管异物梗塞急救操作方法

(五)呼吸道阻塞判断

(1)呼吸道部分阻塞——呼吸困难、呛咳不止。

（2）呼吸道全部阻塞——不能呼吸、昏迷倒地。

（六）气管异物梗塞急救——海姆里克的救法（见图4-2-2）

急性呼吸道异物堵塞在生活中并不少见，由于气道堵塞后患者无法进行呼吸，故可能致人因缺氧而意外死亡。海姆里克腹部冲击法（Heimlich Maneuver）也称为海氏手技，是美国医生海姆里克发明的。1974年他首先应用该法成功抢救了一名因食物堵塞了呼吸道而发生窒息的患者，从此该法在全世界被广泛应用，拯救了无数患者，其中包括美国前总统里根、纽约前任市长埃德、著名女演员伊丽莎白·泰勒等，因此，该法被人们称为"生命的拥抱"。

操作方法：急救者首先以前腿弓后腿蹬的姿势站稳，然后使患者坐在自己弓起的大腿上，并让其身体略前倾。然后将双臂分别从患者两腋下前伸并环抱患者。左手握拳，右手从前方握住左手手腕，使左拳虎口贴在患者胸部下方肚脐上方的上腹部中央，形成"合围"之势，然后突然用力收紧双臂，用左拳虎口向患者上腹部内上方猛烈施压，迫使其上腹部下陷。这样由于腹部下陷，腹腔内部上移，迫使膈肌上升而挤压肺及支气管，这样每次冲击可以为气道提供一定的气量，从而将异物从气管内冲出。施压完毕后立即放松手臂，然后再重复操作，直到异物被排出。

（七）婴幼儿气道梗阻急救

婴幼儿进食中突然出现呼吸困难或剧烈呛咳时，不要惊慌或立即抱送医院，应在高声呼救的同时，支撑其头颈并翻成面朝下头低脚高位。

一是婴儿救治法（一岁以下小孩呼吸道梗塞）：

（1）先拍背，将婴儿翻转，使面朝下，让婴儿趴在手臂上，以手掌托住婴儿脸部，以掌根叩击两肩胛中间五次（见图4-2-3）。

（2）将婴儿翻转成面朝上，于CPR位置用两指压，也是压五下。

（3）手钩异物，用小指掏挖异物时，只在看到异物时掏挖。

（4）如果婴儿已经昏迷，应立即高声呼救并将其放置成仰卧位，压额抬颏使其头稍后仰打开气道。

（5）检查如无呼吸，迅速尝试口对口鼻吹气。如吹气无效，立即拍背及压胸。

二是儿童救治法：

1. 拍背法

让小儿趴在救护者膝盖上，头朝下，托其胸，拍其背部4下，使小儿咯出异物。也可将患儿倒提高地拍背。

2. 催吐法

用手指伸进口腔，刺激舌根催吐，适用于较靠近喉部的气管异物。

3. 迫挤胃部法

救护者抱住患儿腰部，用双手食指、中指、尤名指顶压其上腹部，大童可用握拳后的虎口用力向后上方挤压（见图4-2-4），压后放松，重复而有节奏地进行，以形成冲击气流,把异物冲出。

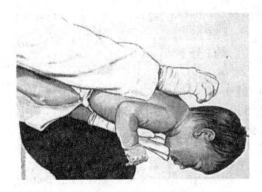

图 4-2-3　婴儿救治法

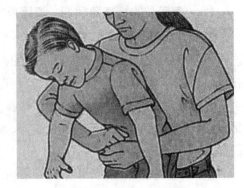

图 4-2-4　儿童救治法

(八)成人气道梗阻急救(自救)

腹部冲击法:一手握拳抵于脐上两横指处,另一手握住此拳快速向内向上冲压 4～6 次;或将上腹抵压在椅背、桌边和栏杆等坚硬处,连续弯腰挤压腹部 4～6 次,可以连续反复挤压数次(见图 4-2-5)。

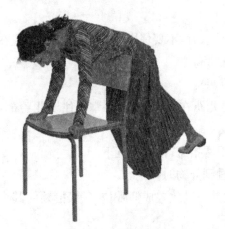

图 4-2-5　成人气道梗阻自救

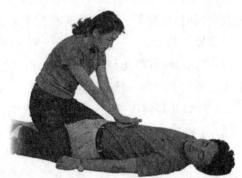

图 4-2-6　成人气道梗阻互救

(九)成人气道梗阻急救(互救)

(1)对于尚清醒者,可嘱其弯腰并用手掌击打其后背中间 4～6 次。救治者用双手环绕患者腰间,一手握拳抵于其脐上两横指处,另一手握紧此拳向上、向后冲击勒压 4～6 次。

(2)如果患者已经窒息昏迷倒地,且尝试口对口吹气无效,可跨坐其腿上,用掌根推压脐上两横指处 4～6 次(见图 4-2-6)。

(3)异物掏出,如异物被冲出,须迅速将其掏出口外。可用手将舌头及下巴抓住抬高然后用另一侧之手指将异物钩出,清除口腔异物(不可盲目掏挖)。但应注意不要将其推入气道更深处,或被患者反射性闭嘴咬合,伤及救治者手指。

二、气管内插管术

(一) 适应症

呼吸道分泌物不能自行咳出,全麻或静脉复合麻醉,颌面部、颈部等部位大手术,呼吸道难以保持通畅者;呼吸功能不全或呼吸困难综合征,需行人工加压给氧和辅助呼吸时。

(二) 操作方法

(1) 病人仰卧,头向后仰,使口、咽、气管基本重叠于一条轴线,此为插管操作的标准头位。如喉头暴露仍不好,可在病人肩背部或颈部垫一小枕,使头尽量后仰,此为插管操作的修正头位。

(2) 操作者站于病人头侧,用右手拇指推开病人下唇及下颌,食指抵住上门齿,以二指为开口器,使嘴张开。

(3) 待口完全张开时,操作者左手拿咽喉镜,使带照明的喉镜呈直角倾向喉头,柄偏右,顺右侧舌面插入。镜片抵咽部后,使右偏的镜柄转至正中位,并轻轻将喉镜向左靠,使舌偏左,扩大镜片下视野,此时可见到跨垂(此为暴露声门的第一个标志)。然后顺舌背将喉镜片稍深入至舌根,稍稍上提喉镜,即可看到会厌的边缘(此为暴露声门的第二个标志)。

(4) 看到会厌边缘后,如用直型喉镜片,应继续稍深入,使喉镜片前端到达会厌的腹面,然后上提喉镜即可暴露声门;如用弯形喉镜片,可继续稍深入,使喉镜片前端置于会厌与舌根交界处,然后上提喉镜即可看到声门。如喉头张开不全时,可由助手把环状软骨部或气管从皮外向下强压,即可看清。声门呈白色,透过声门可以看到暗黑色的气管,在声门下方是食管的黏膜,呈鲜红色并关闭。

(5) 暴露声门后,右手持气管导管(其头端事先已涂好凡士林),将其前端对准声门,在病人吸气末(声门开大时),顺势轻柔地将导管插入。导管插过声门 1 cm 左右,迅速拔除导管套管,将导管继续旋转深入气管,成人 4 cm,小儿 2 cm 左右。

(6) 于气管导管旁塞一牙垫,然后退出喉镜,操作者将耳凑近导管外端,感觉有无气体进出。若病人呼吸已停止,可用嘴对着导管吹入空气或用呼吸囊挤压,观察胸部有无起伏运动,并用听诊器听两肺呼吸音,注意是否对称。如呼吸音两侧不对称,可能为导管插入过深,进入一侧支气管所致,此时可将导管稍稍后退,直至两侧呼吸音对称。

(7) 证实导管已准确插入气管后,用长胶布妥善固定导管和牙垫。

(8) 用注射器向气管导管前端的套囊注入适量空气(一般注 3~5 mL 左右),注气量不宜过多,以气囊恰好封闭气道而不漏气为准。以免机械呼吸器在向肺内送气时漏气,也可防止呕吐物、分泌物等倒流至气管内。

(9) 用吸痰管向气管导管内试吸分泌物,了解呼吸道通畅情况。

(三) 注意事项

(1) 下列情况应禁用或慎用:颈椎骨折脱位、咽喉部烧灼伤、下呼吸道分泌物潴留或异物存留者禁用;喉头水肿、急性喉炎、喉头黏膜下血肿、插管创伤引起的严重出血慎用。

(2) 插管前检查工具是否齐全适用;喉镜灯泡是否明亮,气囊有无漏气等。

(3) 对呼吸困难或呼吸停止者,插管前应先行人工呼吸、吸氧等,以免因插管费时而增加病人缺氧时间。

(4) 插管时,喉应暴露好,视野清楚。操作要轻柔、准确,以防损伤组织。

(5) 动作迅速,勿使缺氧时间延长而致心搏骤停。

(6) 导管插入气管深度为鼻尖至耳垂外加 4～5 cm(小儿 2～3 cm),太浅易脱出。导管固定要牢固。

(7) 导管插入气管后应检查两肺呼吸音是否对称,防止误入一侧支气管导致对侧肺不张。

(8) 插管后随时检查导管是否通畅,有无扭曲;吸痰时尽量注意无菌操作,并且每次吸痰时间不应大于 15 秒,必要时,先予吸氧片刻后再吸痰,以免加重缺氧。

(9) 注意吸入气体的湿化,防止气管内分泌物稠厚结痂而影响通气。

(10) 插管留置时间不宜过长,超过 72 小时病情仍不见改善,应考虑气管切开。

(11) 套囊的充气与放气。应用带套囊的气管导管时,注入套囊内的气量以控制在呼吸时不漏气的最小气量为宜,一般为 3～5 mL。若充气过度或时间过长,则气管壁黏膜可因受压而发生局部缺血性损伤,如黏膜溃疡、坏死等。因此,气囊注气应适量,需较长时间应用时,一般每 4～6 小时做短时间的气囊放气 1 次。

(12) 拔管后应注意观察患者对拔管的反应,保持呼吸道通畅。重症患者拔管后 1 小时复查动脉血气变化。

三、环甲膜穿刺术

(一) 适应症

环甲膜穿刺是危重病人开放气道的急救措施之一,可用于气管内滴药、吸痰、吸氧、人工呼吸等,并可为建立正规人工呼吸气道赢得时间。

(二) 方法

方法一 不具备条件时,迅速摸清病人颈部的两个隆起,第一个隆起是甲状软骨(俗称喉结),第二个隆起是环状软骨,在这两个之间的凹陷处就是环甲膜穿刺点。找到穿刺点后,用一个或几个较粗大的注射针头,垂直刺入,当针尖进入气管后(有突破感),再顺气管方向稍往下推行,让针末端暴露于皮肤表面,用胶布固定,随后送医院抢救。

如果当时没有注射针头,即以环甲膜穿刺点为中心,由左向右做一横行切口(无手术刀,其他小刀也可),切口长约 2～3 cm,儿童酌情缩短,切开环甲膜后,再用一根橡皮管或其他圆形管状物(如两头通气圆珠笔杆、比较光滑的细小的塑料管等),顺切口插入气管,随后将露出皮肤以外的部分加以固定,以防通气管坠入气管,然后急送医院。

方法二 具备无菌用物时,让病人仰卧,行皮肤消毒后,戴无菌手套、铺无菌洞巾,行局部皮肤、皮下组织穿刺的部位麻醉,以左手拇指和食指固定好气管左右两侧,先做一小皮肤切口,右手持套管针经小凹陷处垂直穿刺,通过气管前壁后即有阻力顿失和进入空腔感,抽时有空气,同时病人呛咳,均为达管腔指征,穿刺成功后,可根据需要拔出针芯,留置导管,也可通过套管留置塑料导管或硅胶管,留置管的固定可用丝线缝合固定于皮肤,然后用无菌纱布覆盖。

(三) 注意事项

(1) 环甲膜穿刺可并发出血、皮下或纵隔气肿甚至食管穿孔等,应注意预防。

(2) 穿刺时,不要损伤喉部。必须肯定刺入喉腔时,才能注射药物。

(3) 如需注入药物,应以等渗盐水配制,pH 适宜,以减少对气管的刺激。

(4) 如发生皮下气肿或少量咯血,可予对症处理。

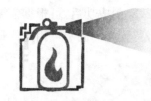

第五章
创伤现场急救

第一节　创伤现场评估

创伤现场常非常复杂，快速有效的初期评估对迅速识别严重多发伤或潜在严重多发伤患者是至关重要的。一旦筛选出危及生命的严重多发伤，必须立即现场展开抢救。如果初期评估时发现伤者神志清楚、能交谈、能辨别空间、四肢活动自如，那么说明该伤者气道通畅，呼吸自如，大脑氧供充足，可排除严重神经系统损伤的可能。如果经过有经验的创伤或急诊医师初步评估无紧急治疗的必要，那么初步评估在数秒内即可完成。

一、国际上通用的院前评估方法

（一）创伤指数（TI）

创伤指数是创伤部位和伤员的生理变化与创伤类型估计测算的分数相加为 TI 值（5～30 分），其中 5～9 分为轻伤；10～16 分为中度损伤；＞16 分为重度损伤（见表5-1-1）。

表 5-1-1　创伤指数（TI）

指数	1	3	5	6
部位	四肢	躯干背部	胸腹部	头颈部
创伤类型	撕裂伤	刺伤	钝挫伤	弹道伤
循环	正常	BP＞102 mmHg P＞100 次/分	BP＜79.5 mmHg P＞140 次/分	BP/脉搏 测不到
意识	怠倦	嗜睡	浅昏迷	深昏迷
呼吸	胸痛	呼吸困难	发绀	无呼吸

（二）CRMAS 评分

是以循环、呼吸、运动、腹部情况、语言为标准的评分方法，每项评分内容为 0～2 三个分值,五项相加即为伤员的 CRMAS 评分(见表 5-1-2)。总分 9～10 分为轻伤,7～8 分为重伤,6 分为极重伤,此法较为简便易行,适于院前批量伤员的使用。

表 5-1-2 CRMAS 评分

指标	2	1	0
循环(C)	毛细血管充盈正常 SBP>100 mmHg	毛细血管充盈迟缓 SBP 85～99 mmHg	无毛细血管充盈 SBP<85 mmHg
呼吸(R)	正常	费力,浅或>35 次/分	无自主呼吸
运动(M)	正常	只对疼痛刺激有反应	无反应
胸腹(A)	无压痛	有压痛	连枷胸,板状腹或有穿透伤
语言(S)	正常	言语错乱	不能发音

二、创伤评估的步骤顺序

初步评估是由一系列的评估步骤组成。在实际操作中,许多步骤是同步进行的,尤其是当一个团队合作进行时。为便于记忆,我们通常按照"CABDE"的步骤顺序进行。

C(Circulation with hemorrhage control):出血控制,稳定循环

A(Airway maintenance with cervical spine protection):颈椎保护条件下开放气道

B(Breathing and ventilation):呼吸和通气

D(Evaluation neurofunctional status):神经功能状态评估

E（Exposure/Enviroment ［completely undress the patient and prevent hypothermia］):充分暴露/环境控制(去除伤者所有衣物筛查外伤,预防低体温)

一旦伤者去除所有衣物后,立即实施给氧、心电和氧饱和度监测、建立静脉通路输入晶体、抽血以备化验检查配血等。全身检查有无遗漏伤,毛毯保暖等,其他根据情况可给予留置胃管或导尿管。

理想状况下,初期评估检查和复苏是同步进行的。复苏团队的成员负责保护和开放气道、给氧,建立静脉通路和防误吸。其中一人负责保持气道开放、呼吸通畅的同时快速判断伤者意识障碍的原因是由于脑外伤还是失血性休克所致。其他成员则负责快速补液、接监护仪、脱去衣物、插胃管、留置导尿管等。伤者对复苏的反应也是初期评估和急救处理的重要一环。如果伤者对复苏反应不佳,初期评估和处理必须反复多次进行。像心包填塞这种危及生命的损伤,评估和处理必须一直持续进行到确定性手术时。一位经过创伤专业救治训练的医师也能同时边进行初期评估,边进行恰当复苏治疗。但当有足够资源的情况下,创伤团队更能提高初期评估和复苏的效果。创伤团队通常由创伤外科医师担任队长,他的主要作用在于协调整个团队使伤者尽快恢复正常生理状态,对诊断检查、治疗干预和转运需要等做出判断。据统计,训练有素的创伤团队救治下的严重多发伤患者成功率明显增高。值得注意的是,所有重伤者必须动态进行反复评估,以便筛查有无遗漏损伤和监护患者对复苏的反应。

（一）C（Circulation with hemorrhage control）：出血控制，稳定循环

一旦气道建立，通气恢复，就必须检查和评估伤者的全身循环状态。休克，定义为组织器官灌注不足和缺氧，必须快速诊断和纠正。对创伤患者而言，最常见的休克是失血性休克，但也可表现为心源性休克（心包填塞、张力性气胸或心肌直接损伤所致）、神经性休克（脊髓损伤）和感染性休克（通常晚期出现）。无论是哪种休克患者，迅速建立两条以上静脉通路，开始输入加温液体快速补液复苏是必要的。

对失血性休克患者而言，最基本的治疗原则是快速确定出血源头，止血处理。开放性伤口，可实行伤口直接加压法，必要时在出血远端血流回流方向也加压止血（如股动脉在腹股沟处加压，肱动脉在肘关节处加压），而钳夹止血则主要适用于手术室。大面积的头皮上很难通过压迫止血，此时可缝合止血。

伤者的全身灌注情况可通过检查脉搏，观察皮肤颜色和皮温以及伤者意识状态快速评估。血压应在复苏开始前就测量一次，此后每 5～10 分钟动态监测，直至初步评估处理完全结束，患者生命体征平稳。此后，患者脉压、中心静脉压和尿量将有助于对复苏效果的评估。

尽管引起心动过速的因素众多，但对创伤患者而言，心动过速通常都提示低血容量性休克的存在。通常成人创伤患者心率超过 120 次/分，学龄前儿童超过 160 次/分，均强烈提示低血容量性休克。要注意某些特殊伤者，如安装了起搏器、服用地高辛、β-受体阻滞剂或钙通道阻滞剂者发生休克时心率可能不快。尽管脉搏能否触摸到由许多因素决定，因而用来判断血压作用有限，但脉搏洪大的患者肯定比脉搏细弱的心输出量多。儿茶酚胺作用下全身皮肤和肌肉血管收缩是机体对低血容量的最早期代偿机制，伤者表现为皮肤苍白、湿冷，因此如果患者再合并心动过速，那么基本可考虑为低血容量性休克。

伤者意识反应正常通常说明大脑灌注正常，严重脑外伤的可能性不大。相反地，如果伤者意识障碍，则多提示为休克状态、大脑损伤或代谢原因（如中毒）等。避免大脑功能二次损伤的最佳方法就是纠正低氧和低血压。颅脑伤者同时存在低血压的死亡率加倍，而当再合并低氧时死亡率增加至 3 倍。

血压有时会误诊和误导休克的治疗。由于机体对早期血容量丢失的强大代偿机制，因此丢失 30％以内血容量时血压都不会有明显变化，而脉压差（收缩压和舒张压之差）则更敏感。当机体丢失血容量达 15％时脉压差就会有明显变化。就大多数成年伤者而言，血压低于 90 mmHg 多提示休克可能。

心源性休克通常由直接心肌损伤、心脏穿通伤、心脏病和张力性气胸所致，需要快速诊断和急救。心包填塞通常伴随胸骨旁、上腹部以及较少见的颈部穿通伤，钝性心脏破裂较罕见。如果心包填塞未得到及时诊断和处理，常导致明显低血压，是早期死亡的原因之一。心包填塞患者通常面色灰暗、极度焦虑、心动过速、低血压和颈静脉怒张以及可闻及心脏杂音。低血压可经补液部分暂时纠正。使用一个长的 16 或 18 号针头经剑突下心尖部穿刺出少量血液均可迅速缓解症状，但确定性手术还是必要的。如果行心包穿刺术后填塞症状仍未缓解，患者处于濒死状态，可在急诊室行左侧开胸和心包切

开术,行心脏修补。对相对稳定的患者可经中线切口开胸,尤其是那些可在医院手术室进行抢救的伤者。钝性心肌损伤是由于外力直接作用于前侧胸壁引起,这类患者较少表现为心电图异常、危及生命的心律失常或继发心源性休克。但一旦出现这些表现,可行紧急心超检查了解心脏损伤的程度。伴随心肌损伤的患者均应入住监护室,治疗心律失常或低血压。

神经性休克通常由于脊髓损伤导致,而不伴随颅脑损伤。颅脑损伤伴随休克时通常是由于低血容量导致,需要迅速找到并控制出血。脊髓损伤休克特点为交感张力丧失,血管扩张和脉率不升,同时也可伴随低血容量性休克,因此对于神经性休克的初期处理原则也是容量复苏,可在中心静脉压监测下指导复苏的进行。由于脊髓损伤后迷走对心脏刺激,因此不表现为心动过速,反而是心动过缓。血管活性药物对神经性休克和感染性休克均有效。

感染性休克常少见于受伤初期,而多见于入院后数小时或数天。未处理的空腔脏器损伤常导致脓毒症,表现为血容量正常,而血压降低、脉压差增大和皮肤温暖。同时并存低血容量性休克和感染性休克患者临床表现为低血量状态,治疗原则也是初期进行指导下容量复苏,然后行外科手术清除感染灶。

对所有怀疑严重创伤患者均应在现场进行外周双通道补液。除非患者有上臂、上胸壁和同侧颈部损伤干扰静脉血回流,一般原则上应选择上肢静脉,紧急复苏时通常还需要建立锁骨下、颈内或股静脉通路补液。一旦静脉通路建立,立即抽血行交叉配血以及化验血常规。

对于低血容量性休克患者,不要首先给予血管加压药物、激素或碳酸氢钠,通常通过给氧改善组织氧合,恢复血循环后酸中毒自行缓解。使用加温的平衡盐液如林格氏液体复苏是安全有效的。成人给予 2 L,儿童按照 20 mL/kg 剂量输注。如果患者血流动力学恢复稳定,可继续使用晶体;如果仍未恢复稳定,可以在获取血液同时再次输注林格氏液。如果两次(4 L)林格氏液输注后患者循环仍未稳定,那么就必须予以血液输注复苏。

急诊行紧急开胸术对那些有过心跳呼吸骤停的胸部穿通伤患者是救命的唯一措施,但并不能使院前发生过心跳骤停的钝性胸外伤患者受益。手术者必须由具有心脏、大血管和肺脏止血经验的外科医师担当。

(二)A(Airway maintenance with cervical spine portection):颈椎保护条件下开放气道

由于通气丧失瞬间致命,所以复苏时第一优先处理的就是固定和维持气道开放。可通过询问伤者一个简单问题"你叫什么名字?"来评估气道通畅性。如果伤者回答问题时,声音正常,那么气道暂时是安全的;如果声音微弱、气短、声嘶或无反应,均提示气道功能受损。易激惹提示低氧;某些通气不足的患者常被误诊为中毒或脑外伤。呼吸急促、发绀和辅助呼吸肌用力常提示上气道梗阻。梗阻原因有舌后坠、咽喉部软组织水肿、血块、异物、牙齿或呕吐物。失去意识的伤者需要立即气管插管紧急通气给氧和防误吸。对所有格拉斯哥昏迷评分 GCS 评分 8 分以下的成人伤者均需予以开放气道,带气囊的气管插管。对 9 岁以下儿童最好使用无气囊的气管插管以防气囊压力所致的气管损伤。头面部损伤通常由于上气道解剖结构改变、出血和软组织水肿而导致通气不畅。面部烧伤者，尤其是那些同时合并吸入伤的患者，气道梗阻的风险就更高。

早期使用气管插管可避免伴随颈部软组织水肿所致的气道梗阻。其他出现气道梗阻高危风险的伤者包括：喉部损伤、颈部或胸腔穿通伤导致出血进入气管周围软组织。声嘶或发声困难提示喉部骨折或颈椎气道部分横断，此时气管插管必须由气道管理经验丰富的麻醉师或急救医师进行，以防将部分横断变为完全横断。提前做好准备工作，床边准备好必要的药物和设备非常关键。某些情况下，纤维光束可视喉镜引导将有助于插管。

使用麻醉药物的快速气管插管法（RSI）非常适用于烦躁患者的气管插管。短效去极化药物如琥珀酰胆碱，麻醉持续时间短，最适用于插管失败的患者。但需要注意的是，使用 RSI 的医师必须对所有的其他气道管理方法均很熟练。此外，必须准备外科开放气道（如环甲软骨切开术）的器械，以防经口气管插管失败。麻醉的患者不能迅速开放气道将是致命的。心率是儿童心输出量的主要决定因素，而儿童通常声门反射比成人严重，所以可在实施 RSI 时给予阿托品。

在开放气道时，常常也会碰到一些特殊问题。对未能判断出部分喉部横断的伤者插管失败或插管动作过度粗暴时将会导致气道完全阻塞。因此，对怀疑喉部损伤的患者，最好是在手术室进行气管插管，随时可以进行气管切开。某些气道部分阻塞可能是初期隐匿的，完全的气道梗阻发生在初次评估后数小时，这常发生在吸入伤、面部骨折和喉部损伤者。

通气困难常易于与气道问题混淆。单纯气胸的伤者也会感到气短，呼吸费力，常被误认为气道梗阻。如果此时给患者气管插管辅助通气（而不是胸腔闭式引流），那么存在将单纯性气胸变为张力性气胸的风险，而后者则是致命的。

气管插管后如果固定不好，那么在伤者搬运或转运途中，会导致移位或脱出的风险，因此反复多次确认气管插管位置是必要的。转运途中，必须有能够判断气管插管位置并具备重新插管能力的医师在场。

一旦确定伤者需要进行急诊气道管理措施后，如何进行则部分取决于是否合并颈椎损伤。所有瘫痪、意识丧失、诉颈部疼痛或锁骨水平以上明显损伤者均应被假定为颈椎骨折。所有这些伤者（包括任何多发伤患者）均应首先颈部制动，直至影像学检查或体格检查确认排除颈椎损伤。半刚性颈托、长篮板、沙袋、固定器都能很好地将颈椎固定于中立位。单用半刚性颈托就能限制颈部 50% 的正常活动，但对急性创伤患者最好避免使用软性颈托，因为其制动作用是微乎其微的。不能因为未进行诊断性颈椎 X 线检查就延迟急诊气道管理，初期评估和复苏的重点在于保护颈椎而不是诊断是否存在骨折。

气道管理的方式可以是简单观察，也可以是手术切开。究竟对伤者实施何种气道管理措施取决于是否怀疑有颅脑损伤、颈椎损伤、头面部损伤可能。仰头抬颌法、口咽气道、鼻咽气道以及使用大口径的硬性吸引装置均是缓解简单梗阻的方法。在实施仰头抬颌法时要注意避免移动颈部。

口咽通气道通常由橡胶或塑料制成,亦可用金属或其他弹性材料制成。口咽通气道的插入方法有两种:压舌板法和反向插入法。压舌板法指张开病人的口腔,放置压舌板于舌根部,向上提起使舌离开咽后壁。将口咽通气道放入口腔,直至其末端突出门齿1~2 cm。此时口咽通气道的前端即将到达口咽部后壁。双手托起下颌,使舌离开咽后壁,然后将双手的拇指放置在口咽通气道两侧的翼缘上;向下至少推送2 cm,直至口咽通气道的翼缘到达唇部的上方,此时口咽通气道的咽弯曲段正好位于舌根后。反向插入法即把口咽通气道的咽弯曲部面朝向腭部插入口腔。当其前端接近口咽部后壁时,将其旋转180°,旋转成正位后,口咽通气道的末端距门齿大约为2 cm,然后用双手托下颌,使舌离开咽后壁,并用双手的拇指向下推送口咽通气道至合适的位置。

确定气道(带气囊的气管插管)适应症包括呼吸停止、气道不通畅、需要气道保护、昏迷或使用面罩通气不能维持良好的氧合的伤者。确定气道的方式有三种:经口气管插管、经鼻气管插管和外科气道(环甲膜切开和气管切开)。是否选择确定性气道取决于损伤类型、病情严重程度、其他方式开放气道的成功率高低以及操作医师的经验。一旦插管成功,球囊充气,则必须马上确定气管位置是否正确。最简单可行的方法是听诊双侧呼吸音是否对称,如果听到来自食管和胃的咯咯声,提示插管进入食道了,但是仅靠听诊是不能准确判断插管位置的。低氧快速纠正,氧合改善均是插管位置正确的指标。

气管插管医师的经验和操作水平也决定了开放气道方式,可视喉镜指导下插管将提高成功和准确率。喉面罩主要适用于择期外科操作患者,但其并非确定性气道,因此并不适用于创伤患者的初期评估和复苏。唯一例外是通过置入喉面罩来气管插管建立确定气道。

所有插管患者一旦病情相对允许,则应该行X线检查明确气管插管位置以便随时调整,每次搬动患者后再次影像学检查确定气管插管位置也是必要的。

外科手术切开主要适用于其他气管插管方式均失败或不宜气管插管(喉部骨折或严重喉面部外伤)。操作时颈部直线固定,避免过伸。

(三) B(Breathing and ventilation):呼吸和通气

伤者氧合情况通常由指脉氧饱和度判读,影响读数准确性的两个因素包括:贫血(血色素低于5 g/L)和低体温(低于30 ℃)。

传统的诊断胸腔问题的方法包括视、触、叩、听。视诊重点检查有无胸廓不对称运动、连枷胸、呼吸辅助肌参与、挫伤、穿通伤、开放伤口、颈静脉怒张、呼吸困难、呼吸频率和烦躁。触诊检查有无压痛、捻发感、皮下气肿、气管偏移、部分胸壁无活动以及骨性异常等。叩诊在吵闹的创伤现场或急救室里操作相对困难,但可发现叩浊和语颤增强。听诊同样会受现场噪音影响,但对于伤者胸部检查却是非常重要的。除了能确认双侧呼吸音外,听诊还能辨别下列情况:气胸或血胸时呼吸音不对称、气道异物时喘鸣、听诊心率和节律判断有无心包积液所致的心音低钝、心瓣膜受损时可听到杂音或提示心衰的异常心音如奔马律等。初步评估现场能判别的急症包括张力性气胸、肺挫伤连枷胸、开放性气胸和大量血胸。大量血胸通常同时导致呼吸(通气不足)和循环(低血容量性休克)受累。无论是钝性伤还是穿通伤所致的张力性气胸均是气体从肺、主气管、支气管和胸壁持续进入胸膜腔,而没有出口,导致肺脏受压,最后纵隔对侧移位,压迫上下腔静脉,回心血流锐减,导致低血压。临床上伤者常表现为濒死感、明显呼吸窘迫(空腹饥饿感)、气管偏移、颈静脉怒张、单侧呼吸音消失、发绀和低血压。气肿气管移位可不明显,临床不易察觉,颈静脉怒张也会因合并其他损伤所致低血压而不明显。由于张力性气胸和心包填塞时均可表现为颈静脉扩张,因此鉴别存在困难。心包填塞不那么常见,而且不会导致纵隔偏移,双侧呼吸音通常是对称的。张力性气胸可在现场使用针刺减压(带导管的针头直接刺入锁骨中线第二肋间),这将迅速缓解症状,将张力性气胸变为单纯气胸。如果插入针头后无气体溢出,提示诊断错误或者针头未进入胸腔。有时患者呼吸极度窘迫,双侧呼吸音均消失,此时如果仍然高度怀疑张力性气胸,则进行双侧穿刺排气,如果无气体溢出,那么很可能是心包填塞。条件许可时,张力性气胸患者应尽快置入胸管行胸腔闭式引流术。

连枷胸是指三根以上相连肋骨骨折,其中一根以上肋骨伴发肋软骨离断或胸骨骨折,这导致胸壁"浮动",呼吸时矛盾运动。引起连枷胸的损伤因子通常导致肺挫伤,气胸和血胸也同时存在。此时,患者感觉疼痛异常,呼吸动度也降低。连枷胸的治疗目标主要有两个:纠正疼痛所致的低通气和肺挫伤所致的低氧。伤者的通气和氧合情况需要严密监护,其中20%~40%伤者需要气管插管机械通气支持,伴发血气胸者行胸腔闭式引流术,可进行局部麻醉处理缓解多根肋骨骨折所致的疼痛,改善呼吸机械力。肺挫伤患者要避免过度复苏。

当胸壁缺损超过主气管直径的2/3时,吸入空气通过胸壁伤口进入胸腔,而不是通过气管进入肺脏,这就导致开放性气胸,伤者表现为低氧血症。一旦发现开放性气胸,立即用无菌敷料填塞胸部缺损将部分改善通气状况,但需要注意的是敷料四个角中三个角均粘贴在皮肤上,但最后一个角要保持开放,形成单向活瓣保持气体排出,以免形成张力性气胸。临床条件一旦许可,立即置入胸管行闭式引流术。如果实施这些措施后患者低氧仍然持续,血氧分压仍<60 mmHg,则需进行有创机械通气。

大量血胸(定义为胸腔急性出血超过1 500 mL)既可由穿通伤所致,也可由钝性伤引起。血胸侧肺脏受压,呼吸音消失。大量血胸还会导致低血容量性休克和(或)纵隔移位。由于大量失血,颈静脉怒张常不明显。大量血胸治疗上也是行胸腔闭式引流出血液,同时晶体和血液复苏。如果伤者胸管内迅速引流出1 500 mL血液,需要行紧急开胸探查术,如果引流液持续超过200 mL/h,要考虑开胸探查。

(四) D(Evaluation of neuro functional status):神经功能状态评估

当伤者经历了前述的CAB步骤进行评估和复苏后,下一步就应该进行基础神经功能的评价。这时的评估主要包括格拉斯高昏迷评分(GCS)和瞳孔直径、对称性和对光反应,而且需要不断重复检查。GCS评分主要包括以下三方面:① 眼球运动;② 运动反应;③ 言语反应。而瞳孔直径大小、对光反应及对称性能定位判断大脑损伤。药物、义眼、眼疾或球部直接损伤将影响观察瞳孔反应。

必须重复进行神经功能检查以判断病情变化。运动或感觉功能的不对称改变以及GCS评分的进行性恶化均提示需要进行外科干预的颅内病变可能。任何有脑外伤史、症状和体征的创伤患者均应行头颅 CT 检查。

（五） **E（Exposure/Enviroment〔completely undress the patient and prevent hypothermia〕）：充分暴露／环境控制（去除伤者所有衣物筛查外伤，预防低体温）**

伤者在现场应去除所有衣物以免漏伤。在现场要尽量使用毯子保暖，条件许可时使用加温的液体输液、将伤者置于温暖的房间治疗和预防低体温。对伤者体温的监测也必须动态进行，不要忽视对体温的监测。维持伤者体温的最佳方法就是止血。预防和治疗低体温也是初步评估和治疗中非常重要的一环。

（六）辅助检测和检查

（1）监护

医生一发现伤者就应该立即开始监护检查。生命体征、心率、呼吸、体温和血压应该快速获得。心脏节律的持续监护也是必须的。最好在初期评估和处理时进行动脉血气和尿量的监测。脉氧饱和度和呼气末二氧化碳将有助于判断伤者氧合和通气情况。12 导联心电图、动脉置管、中心静脉置管以及肺动脉导管对某些特殊伤者能提供有用的治疗信息，而对生命体征趋势的判断则能早期发现潜在的问题。

（2）导管和引流管

对没有明确禁忌症的伤者均应在复苏阶段导尿。如果男性伤者存在尿道口狭窄或阴部血肿，在导尿前必须行逆行尿道造影检查。如果确认存在尿道损伤，应避免置入导尿管，而实施膀胱造瘘术。尿量的监测有助于判断容量复苏效果及器官灌注状态。

置入胃管可用来排空胃内容物，避免误吸。儿童对胃扩张尤其敏感，施行胃肠减压后常会迅速纠正生命体征。根据伤者有无上颌损伤，而决定经鼻还是经口留置胃管。有口、耳、鼻出血的患者应考虑存在筛板、颅底、乳突骨折以及脑脊液漏的可能，这类患者应避免经鼻留置胃管。胃管内引流出血液多是由于吞咽所致，但也不能排除胃十二指肠损伤的可能。

（3）X 线和诊断试验

对所有怀疑严重钝性伤的患者，初步评估处理时两个部位的 X 线检查是必须的——胸部和骨盆，这将有助于确立快速治疗计划。纵隔增宽、气胸或血胸和骨盆骨折将有助于快速判断失血部位。其他部位的诊断性 X 线检查一般需要等伤者生命体征相对平稳后再进行。如果钝性伤者低血压持续或反复发生，可应用创伤重点超声检查（FAST）、诊断性腹腔灌洗（DPL）或腹部 CT 检查，具体选择何种方式，可依患者伤势和临床环境条件决定。通过 FAST 或 DPL 可快速筛选出不稳定的腹腔内出血患者，需要立即转运进行手术治疗。FAST 通常是在急诊室由创伤医师操作，可快速判断有无腹腔液体（对外伤患者而言多数情况下为血液）。FAST 还可以判断有无心包填塞。

三、决定是否早期转运

经过初期评估和复苏后要尽早决定患者是否进行转运。如果经判断患者需要转运，那么复苏的目标即是旨在维持伤者生命体征平稳和改善灌注。在转运前再进行多

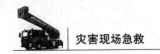

余的其他诊断性检查,只能是浪费伤者抢救的"黄金时间"。要做好与待接收医院的联络工作,确定转运人员和携带的转运设备。在伤者到达转运医院前,必须持续对其进行评估、再评估、监护和复苏。

第二节　创伤救护实施

由于每个灾害事故现场有其自身的特点,灾害事故现场救护必须遵循科学的原则和方法,强调整体观念。为抢救尽量多的伤病员,现场救护应以整体救护为纲,实施立体救护与快速反应相结合,全面救护与重点救护相结合的救援模式,提高救护的成功率。"第一目击者"及所有急救人员,应牢记现场对垂危伤员抢救的首要目的是"救命"。为此,实施现场救护可依现场具体情况采取急救处置措施。

一、检查

创伤是各种致伤因素造成的人体组织损伤和功能障碍。轻者造成体表损伤,引起疼痛或出血;重者导致功能障碍、致残,甚至死亡。创伤救护包括止血、包扎、固定、搬运四项技术。

1. 检查头部

是否有出血、肿胀、骨折,看鼻孔、耳道内是否有血液或脑脊液流出。

2. 检查颈部

伤者平卧,救护员用手指从上到下按压伤者颈部后正中,询问是否疼痛,如有疼痛,则可断定为颈椎骨折。

3. 检查胸部

询问疼痛部位,观察呼吸情况,判断是否有肋骨骨折。

4. 检查骨盆

询问疼痛部位,双手挤压伤者骨盆两侧,如有疼痛,则可断定为骨盆骨折。

二、止血

1. 血液是维持生命的重要物质,输送能量和气体。失血量达到总血量的20%为轻度休克:面色苍白、四肢发凉、冷汗淋漓、呼吸急促、心慌气短、脉搏增快等;失血量达到总血量的20%～40%为中度休克:脉搏可达100～120次/分;失血量达到总血量的40%以上为重度休克:有生命危险,脉搏细弱摸不清。

2. 全身血量成人血量为体重的8%,红细胞占全血重量的45%,60公斤体重的人约含4 800毫升血液。

3. 出血特点

动脉出血:喷射,鲜红色,流血频率与心脏和脉搏一致,一股股流出,因伤及动脉而出血,流血极多,这时一定要送往医院,自己是止不住血的。在到达医院之前,需自行止血。

体表出血(毛细血管出血):鲜红,渗出,流血不多,因擦破体表的真皮层出血,一般伤口能自己愈合,愈合前应先用清水清洗伤口,如被生锈的金属划伤,千万不可用毛巾,纸巾遮盖止血。出血少时,稍坐,便能自愈;多时,则可用创可贴,用酒精消毒后的棉球或无菌纱布止血。

静脉出血:涌出,暗红色;流血较多,但能够自愈,没有固定频率,随出血者身体运动而流出;只需先用清水清洗伤口,静坐一段时间,就能止血。也可用酒精消毒后的棉球或无菌纱布止血。

4. 出血类型分为内出血、外出血和皮下出血。

5. 止血方法

(1)指压止血法:指抢救者用手指把出血部位近端的动脉血管压在骨骼上,使血管闭塞,血流中断而达到止血目的。这是一种快速、有效的首选止血方法。一般小动脉和静脉出血可用加压包扎止血法。较大的动脉出血,应用止血带止血。在紧急情况下,须先用压迫法止血,然后再根据出血情况改用其他止血法,如填塞止血法,止血带止血法等。这种方法仅是一种临时的,用于动脉出血的止血方法,不宜持久采用。下面是根据不同的出血部位采用的不同的指压止血法。

① 颞动脉止血法:一手固定伤员头部,用另一手拇指垂直压迫耳屏上方凹陷处可感觉的动脉搏动,其余四指同时托住下颌;本法用于头部发际范围内及前额、颞部的出血(见图 5-2-1)。

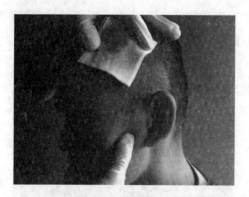
图 5-2-1　颞动脉止血法

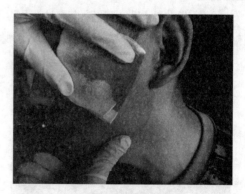
图 5-2-2　面动脉止血法

② 面动脉止血法:一手固定伤员头部,用另一手拇指在下颌角前上方约 1.5 cm 处,向下颌骨方向垂直压迫,其余四指托住下颌;本法用于颌部及颜面部的出血(见图 5-2-2)。

③ 颈动脉止血法:用拇指在甲状软骨、环状软骨外侧与胸锁乳突肌前缘之间的沟内搏动处,向颈椎方向压迫,其余四指固定在伤员的颈后部。用于头、颈、面部大出血,且压迫其他部位无效时。非紧急情况,勿用此法。此外,不得同时压迫两侧颈动脉。

④ 锁骨下动脉止血法:用拇指在锁骨上窝搏动处向下垂直压迫,其余四指固定肩

部。本法用于肩部、肘窝或上肢出血(见图 5-2-3)。

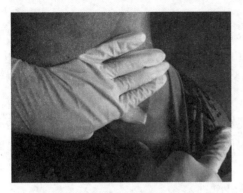

图 5-2-3　锁骨下动脉止血法

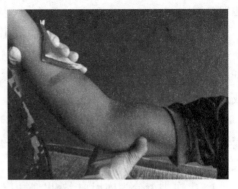

图 5-2-4　肱动脉止血法

⑤ 肱动脉止血法:一手握住伤员伤肢的腕部,将上肢外展外旋,并屈肘抬高上肢;另一手拇指在上臂肱二头肌内侧沟搏动处,向肱骨方向垂直压迫。本法用于手、前臂及上臂中或远端出血(见图 5-2-4)。

⑥ 尺、桡动脉止血法:双手拇指分别在腕横纹上方两侧动脉搏动处垂直压迫。本法用于手部的出血(见图 5-2-5)。

⑦ 股动脉止血法:用两手拇指重叠放在腹股沟韧带中点稍下方、大腿根部搏动处用力垂直向下压迫。本法用于大腿、小腿或足部的出血。

⑧ 腘动脉止血法:用一手拇指在腘窝横纹中点处向下垂直压迫。本法用于小腿或足部出血。

⑨ 足背动脉与胫后动脉止血法:用两手拇指分别压迫足背中间近脚腕处(足背动脉),以及足跟内侧与内踝之间处(胫后动脉)。本法用于足部出血(见图 5-2-6)。

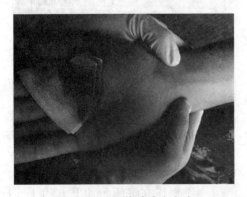

图 5-2-5　尺、桡动脉止血法

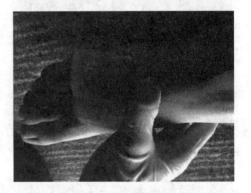

图 5-2-6　足背动脉止血法

⑩ 指动脉止血法:用一手拇指与食指分别压迫指根部两侧,用于手指出血(见图5-2-7)。

(2) 加压包扎止血法:伤口覆盖无菌敷料后,再用纱布、棉花、毛巾、衣服等折叠成相应大小的垫,置于无菌敷料上面,然后再用绷带、三角巾等紧紧包扎,以停止出血为度。这种方法用于小动脉以及静脉或毛细血管的出血。但伤口内有碎骨片时,禁用此法,以免加重损伤。

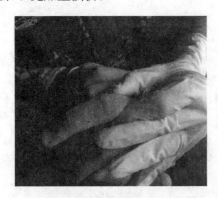
图 5-2-7 指动脉止血法

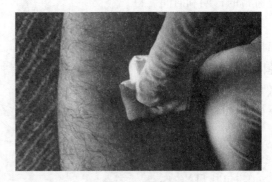
图 5-2-8 填塞止血法

（3）填塞止血法:用无菌的棉垫、纱布等,紧紧填塞在伤口内,再用绷带或三角巾等进行加压包扎,松紧以达到止血目的为宜。本法用于中等动脉,大、中静脉损伤出血,或伤口较深、出血严重时,还可直接用于不能采用指压止血法或止血带止血法的出血部位（见图 5-2-8）。

（4）止血带止血法:四肢较大动脉出血时救命的重要手段,用于其他止血方法不能奏效时。如使用不当可出现肢体缺血、坏死,以及急性肾功能衰竭等严重并发症。止血动脉:上肢肱动脉于上臂上 1/3 处,下肢股动脉于大腿中上 1/3 处。常用的材料有无菌敷料、自粘伤口敷料、气囊止血带（见图 5-2-9）、表带止血带、绷带、三角巾绞紧（见图 5-2-10）等。禁止使用电线、铁丝、绳子等替代止血带。

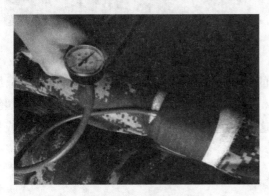
图 5-2-9 气囊止血法

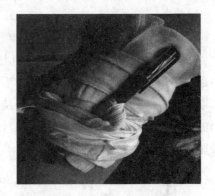
图 5-2-10 三角巾绞紧止血法

使用止血带的注意事项:

① 加垫:上止血带的部位要环形加垫。

② 部位:上肢在上臂上 1/3 处,下肢在大腿中上 1/3 处。

③ 松紧:应以摸不到远端动脉跳动或伤口停止出血为度;禁忌用钢丝、绳索、电线等当作止血带使用。

④ 时间:每隔 45～60 分钟松开止血带 3 分钟。松开时要在血管上方用手压法止血,以防止大出血。

⑤ 标明：上止血带处应明显标记上止血带的日期和时间。

⑥ 屈肢加垫止血法：当前臂或小腿出血时，可在肘窝、膝窝内放以纱布垫、棉花团或毛巾，屈曲关节，用三角巾或绷带做"8"字形固定。但关节骨折或脱位者不能使用（见图5-2-11）。

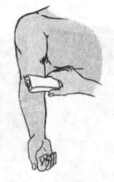
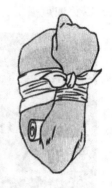

图 5-2-11　屈肢加垫止血法

三、包扎

1. 包扎目的

保护伤口，减少污染；减少出血，预防休克；保护内脏、血管、神经、肌腱等解剖结构。

2. 包扎要求

"快"—发现、暴露伤口快，包扎动作快；

"准"—包扎部位准确；

"牢"—包扎要牢，松紧适宜；

"轻"—包扎动作要轻。

3. 常用的包扎材料

创可贴、尼龙网套、三角巾、弹力绷带、纱布绷带、胶条、毛巾、领带等（见图5-2-12）。

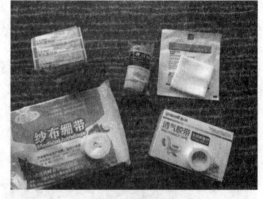

图 5-2-12　常用的包扎材料

4. 绷带包扎

（1）环形包扎法：这是绷带包扎法中最基本最常用的，一般小伤口清洁后的包扎都是用此法。它还适用于颈部、头部、腿部以及胸腹等处。方法是：第一圈环绕稍做斜状，第二圈、第三圈做环形，并将第一圈斜出的一角压于环形圈内（见图5-2-13），这样固定更牢靠些。最后用粘膏将尾固定，或将带尾剪开成两头打结。

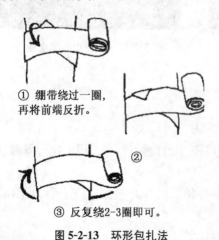

① 绷带绕过一圈，再将前端反折。

②

③ 反复绕2-3圈即可。

图 5-2-13　环形包扎法

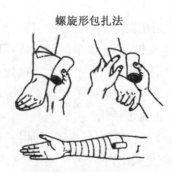

螺旋形包扎法

图 5-2-14　螺旋包扎法

（2）螺旋包扎法：多用在粗细差不多的地方。方法是：先按环形法缠绕数圈固定，然后上缠每圈盖住前圈的三分之一或三分之二成螺旋形（见图5-2-14）。

（3）螺旋反折包扎法：用于周径不等部位，如前臂、小腿、大腿等，开始先做两周环形包扎，再做螺旋包扎，然后以一手拇指按住卷带上面正中处，另一手将卷带自该点反折向下，盖过前周1/3或2/3。每一次反折须整齐排列成一直线，但每次反折不应在伤口与骨隆突处（见图5-2-15）。

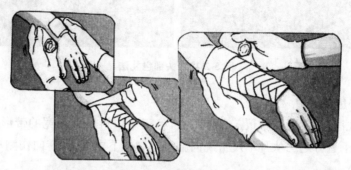

图5-2-15　螺旋反折包扎法

（4）"8"字形包扎法：用于肩、肘、腕、踝等关节部位的包扎和固定锁骨骨折。以肘关节为例，先在关节中部环形包扎2卷，绷带先绕至关节上方，再经屈侧绕到关节下方，过肢体背侧绕至肢体屈侧后再绕到关节上方，如此反复，呈"8"字连续在关节上下包扎（见图5-2-16），每卷与前一卷重叠2/3，最后在关节上方环形包扎2卷，胶布固定。

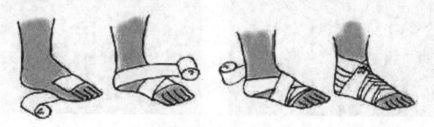

图5-2-16　"8"字形包扎法

5. 三角巾包扎法：三角巾制作简单，使用方便，容易掌握，包扎面积大。三角巾不仅是较好的包扎材料，还可作为固定夹板、敷料和代替止血带使用。三角巾急救包使用方法是先把三角巾急救包的封皮撕开，然后打开三角巾，将其内的消毒敷料盖在伤口上，进行包扎；还可将三角巾叠成带状、燕尾状或连成双燕尾状和蝴蝶形等。这些形状多用于肩部、胸部、腹股沟部和臀部等处的包扎。使用三角巾，两底角打结时应为外科结，比较牢固，解除时可将其一侧边和其底角拉直，即可迅速地解开。

（1）帽式包扎法

适用范围：头顶部外伤。口诀：眉上枕下耳不扎，三角两手分开抓，枕后正确来交叉，回头固定额前结（见图5-2-17）。

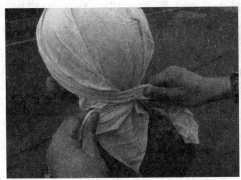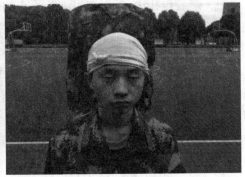

图 5-2-17　头部包扎法

（2）眼部包扎

单眼包扎法：将无菌纱布覆盖在伤眼上，将三角巾折成三指宽的带形，以上三分之一盖住伤眼，下三分之二从耳下反折绕向脑至健侧耳下再反折，转向伤侧耳上打结固定（见图 5-2-18）。

双眼包扎法：将三角巾折成三指宽的带形，从枕后部位拉向双眼在鼻梁上交叉，绕向枕下部打结固定（见图 5-2-19）。

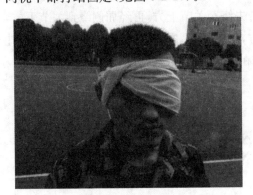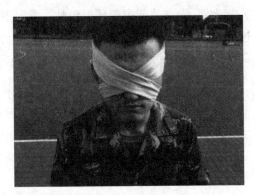

图 5-2-18　单眼包扎法　　　　　　图 5-2-19　双眼包扎法

（3）肩部包扎法

单肩包扎法：先把三角巾的中央放于肩部，顶角向颈部，底边折叠二横指宽横放在上臂上部，两端绕上臂在外侧打结，然后把顶角拉紧经背后绕过对侧腋下拉向伤侧腋下，借助系带与两底角打结（见图 5-2-20）。

双肩包扎法：将三角巾底边放在两肩上，两侧底角向前下方，绕腋下至背部打结，顶角系带翻向胸前，在两侧肩前各做一个假扣扎紧固定（见图 5-2-21）。

（4）胸背部包扎

单胸包扎法：如右胸受伤，将三角巾放在右肩上，顶角朝向右侧腋下，将底边两角扯到背后在右面打结，然后再将顶角由腋下拉到背后与底角处打结（见图 5-2-22）。

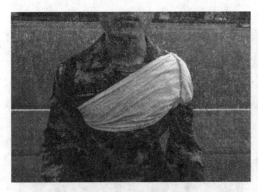

图 5-2-20　单肩包扎法

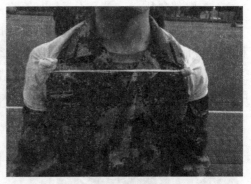

图 5-2-21　双肩包扎法

双胸包扎法：将三角巾折成等大的燕尾巾置于胸前，燕尾朝下，顶角系带围胸后在对侧底边中央打结，上翻燕尾盖住双侧胸部，燕尾系带向背后拉，在背后 V 字形打结固定（见图 5-2-23）。

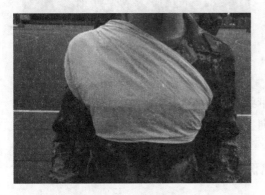

图 5-2-22　单胸包扎法

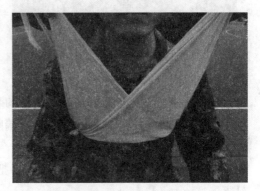

图 5-2-23　双胸包扎法

（5）腹部包扎

把三角巾横放在腹部，将顶角朝下，底边置于脐部，拉紧底角至围绕到腰后打结，顶角经会阴拉至臀部上方，用底角余头打结。此法也可包扎臀部，不同的是顶角和左右两底角在腹部打结（见图 5-2-24）。

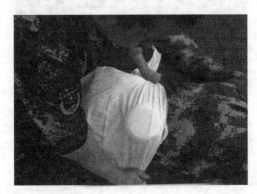

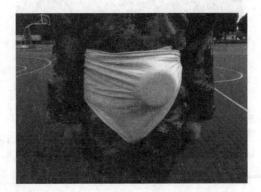

图 5-2-24　腹部包扎

（6）臀部包扎

单臀包扎法：将三角巾顶端斜折，整体成燕尾，燕尾绕腿系上，燕尾头分别从单侧臀和侧腰部上提，沿腰部系好打结（见图5-2-25）。

双臀包扎法：将两条三角巾的顶角打结，放在双臀缝的稍上方，然后把上面两底角由背后绕到腹前打结，下面两底角分别从大腿内侧向前拉，在腹股沟部与三角巾底边做一假扣结上（见图5-2-26）。

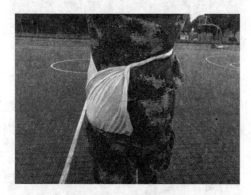
图 5-2-25 单臀包扎法

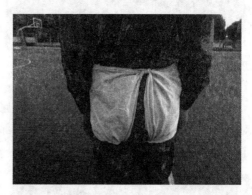
图 5-2-26 双臀包扎法

（7）膝（肘）关节包扎法

根据伤情把三角巾折叠成适当宽度的带状巾，将带的中段斜放在伤部，其两端分别压住上下两边，两端于膝（肘）后交叉，一端向上，一端向下，环绕包扎，在膝（肘）后打结，呈"8"字形（见图5-2-27）。

口诀：折成带形四指宽，放在膝（肘）把伤盖，膝（肘）交叉上下扎，外侧膝（肘）结打牢。

（8）手（足）包扎

将伤手平放在三角巾中央，手指（足）指向顶角，底边横于腕（踝）部，再把顶角折回拉到手（足）背上面，然后把左右两底角在手（足）掌或手（足）背交叉地向上拉到手腕（踝部）的左右两侧缠绕打结（见图5-2-28）。

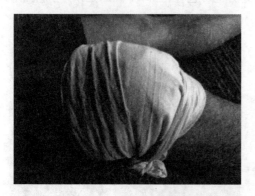
图 5-2-27 膝（肘）关节包扎

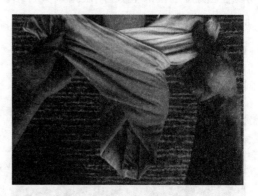
图 5-2-28 手（足）包扎

四、固定

1. 固定目的：制动减轻疼痛，防止再损伤，便于搬运。

2. 骨折固定的材料

① 夹板：木夹板、竹夹板。在没有现成的夹板时，也可用塑料板、杂志和书、木棍、树枝、高粱秆等代替夹板。

② 敷料：干净的纱布、棉垫、毛巾、布条、衣服等。

3. 前臂骨折固定时，必须做到肘关节屈曲成直角，腕关节稍向背屈，掌心朝向胸部。

① 夹板固定：

取两块长短适当的木板（由肘至手心），垫以柔软衬物，将两块夹板分别放在前臂掌侧与背侧（只有一块夹板时放在前臂背侧），并在手心放棉花等柔软物，让伤员握住，使腕节稍向背屈，然后，上下两端扎牢固定，再屈肘90°，用大悬臂带吊起（见图5-2-29）。

② 衣襟、躯干固定：

利用伤员身穿的上衣固定。将伤臂屈曲贴于胸前，把手放在第三、四纽扣间的前衣襟内，再将伤侧衣襟向外翻，反折上提，托起前臂衣襟角系带，拉到健肢肩上，绕到伤肢肩前与上衣的衣襟打结。无带时可在衣襟角剪一小孔，挂在第一、二纽扣上，再用腰带或三角巾经肘关节上方绕胸部一周打结固定。

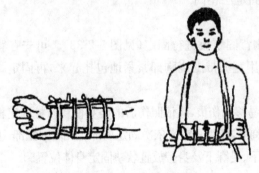

图5-2-29　前臂骨折固定

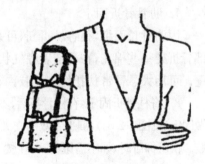

图5-2-30　上臂骨折固定

4. 上臂骨折固定时，要达到肘关节屈成直角，肩关节不能移动。

① 夹板固定法：用木夹板两块置于上臂内、外侧（如只有一块夹板时则放在上臂外侧），用绷带或三角巾将上下两端扎牢固定，肘关节屈曲90°，前臂用小悬臂带吊起（见图5-2-30）。

② 躯干固定法：现场无夹板时，可用三角巾躯干固定。三角巾折成约10～15 cm宽（将三角巾叠成三折的宽带，其中央要正对骨折处）的带子，将上臂固定在躯干上，屈肘90°，再用小悬臂带将前臂悬吊胸前。

5. 股骨（大腿）骨折固定：

① 夹板固定：伤员仰卧，伤腿伸直。用两块夹板放于大腿内、外侧。外侧由腋窝到

足跟，内侧由腹股沟到足跟（只有一块夹板则放到外侧），将健肢靠向伤肢，使两下肢并列，两脚对齐。关节及空隙部位加垫，用五至七条三角巾或布带将骨折上下两端先固定，然后分别在腋下，腰部、膝及踝关节等处扎牢固定（见图 5-2-31）。此外固定时，必须使脚掌与小腿呈垂直，用"8"字形包扎固定。同时，应脱去伤肢的鞋袜，以便随时观察血液循环。

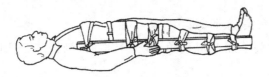 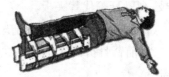

图 5-2-31　大腿骨折固定　　　　　　　　图 5-2-32　小腿骨折固定

② 健肢固定：无夹板时，可用三角巾、腰带、布带等把两下肢固定在一起，两膝和两踝之间要垫上软性物品。

6. 小腿骨折固定

① 夹板固定：用两块由大腿中段到脚跟长的木板加垫后，放在小腿的内侧和外侧（只有一块木板时，则放在外侧），关节处垫置软物后，用五条三角巾或布带分段扎牢固定（见图 5-2-32）。首先固定小腿骨折的上下两端，然后，依次固定大腿中部、膝关节、踝关节，并使小腿与脚掌呈垂直，用"8"字形固定。

② 健肢固定方法与股骨（大腿）骨折固定法相同。

7. 肋骨骨折固定

因肋骨长而细，很容易折断，可采用胸背固定板进行固定（见图 5-2-33）。可先在胸部骨折处垫些棉花，在受伤者呼气状态下用宽绷带围绕胸部紧紧地包扎起来，再固定胸壁。可用大悬臂带扶托伤侧上肢。

8. 脊柱骨折固定：脊柱骨折后，不能轻易移动伤员，应依照伤后的姿势使用脊柱固定板做固定（见图 5-2-34），嘱患者双手交叉置于胸前，使用固定带依次固定肩部、腹部、腰骶部、下肢。伤员仰卧时，如不需搬动，可在腰下、膝下、足踝下及身旁放置软垫固定身体位置。

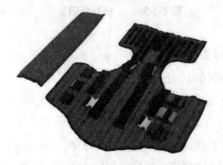 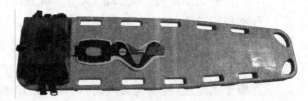

图 5-2-33　胸背固定板　　　　　　　　图 5-2-34　脊柱固定板

颈椎骨折固定方法：① 利用颈托固定；② 利用颈托、颈部固定器、脊柱板固定；③ 利用自制颈托固定；④ 利用木板固定。

五、搬运

正确的搬运方法,可以减轻痛苦,挽救生命,为医院治疗赢得时间。伤员经过现场合适的急救处置后,可送往医院(见图 5-2-35)。

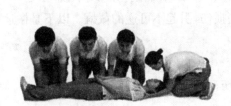
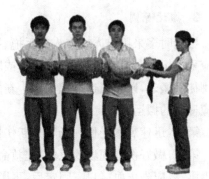

图 5-2-35 搬运

1. 搬运要点

(1)平卧:平卧于硬担架或硬板上。如昏迷时头部应偏向一侧,脑脊液耳漏、鼻漏时头部应抬高 30°,防止脑脊液逆流和窒息。

(2)加垫:骨突或凹陷处应加垫固定。

(3)固定:用三角巾将伤者固定在硬担架或硬板上。

(4)搬运:头后足前,保持水平,搬运者脚步、行动一致。

2. 搬运材料

随着科技的迅猛发展,搬运的方法与工具均发生了巨大的改变。设备全面、性能良好的急救车和救护艇船以及直升急救机、空中医院飞机、海上医院船已成为重要的医疗运输和应急救治的有力工具。担架是伤病员搬运的最常用工具。

(1)折叠楼梯式担架便于在狭窄的走廊、曲折的楼梯里搬运。

(2)折叠铲式担架常用于脊柱损伤的伤者现场运输,是一类医用专业担架,担架双侧均可打开,将伤者铲入担架。

(3)真空固定担架依据伤病员的身体形状,通过自动抽气成形固定,便于各种复合伤的伤员搬运。

(4)漂浮式吊篮担架用于水面上急救或空中转送,将伤者固定于垂直的位置保证头部完全露出水面。

(5)脊椎固定板。

(6)帆布担架是应用最为广泛的担架。伤者躺在上面时舒适度较高,特别适用于头部受伤的伤员。但禁止用于脊柱损伤伤员的搬运。

(7)自制担架

木板担架:就地取材,可使用门板、木板等。

毛毯担架:在伤者无骨折的情况下使用,毛毯可用床单、被罩、雨衣等替代。

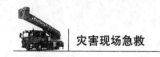

简易担架:在户外现场应用中应尽可能使用木板搭设,对于骨折的病人,在病情严重时急用。

绳索担架:用两根木棒将坚实的绳索交叉缠绕在其之间,两端打结系牢。

衣物担架:用两根木棒将大衣袖翻向内成两管,木棒插入其中,衣物整理平整。

3. 搬运原则

搬运时多采用单人或多人徒手拖、拉、背、抱等方法。若伤病员伤势较重不能行走时应采用担架搬运,对可疑脊柱骨折或脱位伤员,宜采用硬板担架(或木板)搬运,不宜采用徒手搬运,以免搬运过程中发生新的脊髓损伤,引起不可逆的截瘫。以下是搬运过程应遵循的搬运原则:

第一,迅速观察受伤现场和判断伤情;

第二,做好伤者现场的急救,先救命后治伤;

第三,应先止血、包扎、固定后,再搬运;

第四,伤者体位要适宜;

第五,不要无目的地移动伤者;

第六,颈部要固定,骨关节、脊柱避免弯曲和扭动,以免加重损伤;

第七,动作轻巧、迅速,避免不必要的震动;

第八,在搬运过程中,密切观察伤者生命体征变化,保持呼吸道通畅,防止窒息;

第九,寒冷季节注意保暖,但意识不清或感觉障碍的伤病员忌用热水袋,避免烫伤。

4. 搬运体位

(1)颅脑伤伤员　使伤员取侧卧位,若只能平卧位时,头要偏向一侧,以防止呕吐物或舌根下坠阻塞气道。

(2)胸部伤伤员　使伤员取坐位,有利于伤员呼吸。

(3)腹部伤伤员　使伤员取半卧位,双下肢屈曲,有利于放松腹部肌肉,减轻疼痛和防止腹部内脏脱出。

(4)脊柱伤伤员　使伤员一定要保持平卧位,应该用多人平托法搬运,同时抬起,同时放下。千万不能双人拉车式或单人背抱搬运,否则会引起脊髓损伤以致造成肢体瘫痪。

5. 搬运方法

正确的搬运方法有助于保护伤病员,避免二次伤害。现场搬运应依据伤员不同的伤情,灵活选用搬运方法,一旦病情变化立即抢救。

(1)徒手搬运方法

徒手搬运方法是对于转运路程较近、病情较轻、无骨折的伤员所采用的搬运方法,有拖行法、扶行法、背运法、抱持法、爬行法、杠桥式等。

① 拖行法

拖行法是在现场环境危险,必须将伤员移到安全区域时,使用的方法。施救人员将伤员的手臂横放于胸前,然后施救人员的双臂置于伤员的腋下,双手紧抓住伤员手臂,缓缓向后拖行；或者将伤员外衣扣解开，衣服从背后反折，中间段托住颈部，拉住缓慢向后拖行。

操作要求：

第一，迅速观察现场和判断伤员伤情；

第二，做好伤员现场的救护，先救命后治伤；

第三，应先止血、包扎、固定后再搬运；

第四，伤员体位要适宜，不要无目的地移动伤员；

第五，保持脊柱及肢体在一条轴线上，防止损伤加重；

第六，动作要轻巧、迅速，避免不必要的震动；

第七，注意伤情变化，并及时处理；

第八，现场救护后，要根据伤员的伤情轻重和特点，分别采取搀扶、背运、双人搬运等措施；

第九，疑有脊柱、骨盆、双下肢骨折时，不能让伤员试行站立；

第十，疑有脊柱骨折时，禁用一人抬肩、一人抬腿的错误方法。

② 扶行法

扶行法是用来扶助伤势轻微并能自己行走的清醒伤员。

施救人员将伤员靠近自己左侧的手臂抬起，置于自己颈部，若伤员为卧位或坐位，同样先将伤员右臂置于自己颈部，施救人员右手紧握伤员的手臂，左手扶住伤员的腰，缓缓站立；施救人员外侧的手紧握伤员的手臂，另一手扶住伤员的腰，使伤员身体略靠着自己，步调一致，向前行走。操作要求同前。

③ 背运法

背运法是用来运送伤势轻微、不能自己行走及不能采用抱持法的清醒伤员。

施救人员蹲下，将伤员右臂外展90°；然后坐于伤员臀部右侧，将左小腿置于伤员右小腿上方、左小腿下方；再躺在伤员右侧，用左手握住伤员左前臂；迅速向右翻转身体，使伤员伏于自己背部；站起后，将伤员背离现场。操作要求同前，疑有肋骨骨折的伤员不能采用此法。

④ 抱持法

抱持法是用于运送受伤儿童和体重轻的伤员的方法。

施救人员站在伤员右侧，一手臂托伤员腰部，另一手臂托大腿，将伤员抱起。操作要求同前，疑有肋骨骨折的伤员不能采用此法。

⑤ 爬行法

爬行法是适用于在狭小的空间及火灾烟雾现场的伤员的方法。

施救人员将伤员的双手用布带绑于胸前，骑跨跪于伤员的胸部，将伤员的双手套于施救人员颈部，使伤员的头、颈、肩部离开地面，施救人员双手着地，拖带爬行前进。操作要求同前。

⑥ 杠桥式

杠桥式是由2名急救者操作的搬运方法。

两名施救人员分别站在伤员背后的左右两侧,两人呈蹲位,各自用右手紧握左手腕,左手再紧握对方右手腕,组成手座杠桥,让伤员坐于杠桥上;2名施救人员慢慢抬起,站立,用外侧脚一同起步搬运。操作要求同前,疑有肋骨骨折的伤员不能采用此法。

(2)担架搬运方法

担架是现场救护搬运中最方便的使用工具,由2~4名人员操作,按救护搬运的正确方法将伤员移上担架,需要同时做好固定。担架分为折叠楼梯式担架、折叠铲式担架、真空固定垫、漂浮式吊篮担架、脊柱固定板、帆布担架及自制担架等。

① 脊柱固定板

四名施救人员,1名站在伤员头顶侧,另3名施救人员并排站在伤员右侧,分别紧靠伤员肩背部、腰臀部、膝踝部;站在伤员头顶侧的施救人员跪下,双手掌抱住头部两侧,轴向固定颈部,如有颈部损伤,先用颈托固定;伤员右侧的3名施救人员单膝跪地,靠近肩背部的施救人员将伤员双上肢放置于胸腹部,将双手掌从伤员身体和下肢后伸到对侧;4名施救人员同时用力,保持脊柱为同一轴线,平稳地将伤员托向脊柱固定板中央,头部用头部固定器固定,躯干、四肢部用固定带或布带固定。如有骨盆骨折,伤员取仰卧屈膝位,先用三角巾或宽绷带固定盆骨,再搬运伤员;如有四肢骨折,先将四肢固定,再搬运伤员;如有出血、内脏脱出,先进行止血、包扎,再搬运伤员。4名施救人员手握脊柱固定板,同时用力,水平抬起脊柱固定板。伤员的头部向后,足部向前,以便后面抬担架的救护人员观察伤员的变化。抬脊柱固定板的人的脚步要行动一致,向高处抬时,前面的人要将脊柱固定板放低,使伤员保持水平状态;向低处抬则相反。

操作要求:

第一,搬运要平稳,避免强拉硬拖,防止损伤加重。尤其要保持脊柱轴位稳定,防止损伤脊髓。

第二,疑有脊柱骨折时,不得采用背、抱、抬的错误方法。

第三,转运途中要密切观察伤员的呼吸、脉搏变化,随时调整止血带和固定物的松紧度,防止皮肤压伤和缺血坏死。

第四,要将伤员妥善固定在担架上,防止头部扭动和过度颠簸。

第五,通常情况下伤员采取平卧位,若伤员昏迷,则头部应偏向一侧,有脑脊液耳漏、鼻漏时,头部应抬高30°。

第六,现场如无担架,可制作简易担架,并注意禁忌事项。

② 帆布担架

四名施救人员,1名施救人员站在伤员头顶侧,另3名施救人员并排站在伤员右侧,分别紧靠伤员肩背部、腰臀部、膝踝部;站在伤员头顶侧的施救人员跪下,双手掌抱住头部两侧,轴向牵引颈部,靠近肩背部的施救人员将伤员双上肢放置于胸腹部,伤员右侧的3名施救人员单膝跪地将双手掌从伤员身体和下肢后伸到对侧,4名施救人员同时用力,保持脊柱为同一轴线,平稳地将伤员托向帆布担架中央。如有颈部损伤,需先用颈托固定,再用沙袋固定。如无颈托,可就地自制简单护托。方法为:以一本适当厚度的书或杂志,从中打开,上下两端略修剪呈弧状,在封面、封底以胶带固定数木片或竹片,在伤员颈部适当护以棉垫后,将书本打开包绕伤员颈部、固定,即成一简单护托,可起到暂时固定颈部,防止颈椎错位及截瘫发生的作用。如有骨盆骨折,伤员取仰卧屈膝位,先用三角巾或宽绷带固定骨盆,再搬运伤员;如有四肢骨折,先将四肢固定,再搬运伤员;如有出血、内脏脱出,先进行止血,包扎,再搬运伤员。4名施救人员手握帆布担架,同时用力,水平抬起帆布担架。伤员的头部向后,足部向前,以便后面抬担架的救护人员观察伤员的变化,抬帆布担架的人的脚步要行动一致。向高处抬时,前面的人要将帆布担架放低,使伤员保持水平状态;向低处抬则相反。

③ 其他器材

可用椅子、毯子、木板等进行,要注意看护伤员或扎好安全带,防止翻落,上下楼梯时尽可能使伤员体位接近水平,并使伤员的头部处于略高位。

6. 搬运注意事项

(1) 保护伤病员

第一,不能使伤病员摔下。由于搬运时常需要多人,所以要避免用力先后或不均衡,较好的方法是由一人指挥或叫口令,其他人全心协力。

第二,预防伤病员在搬运中继发损伤。重点对骨折病人,要先固定后搬运,固定方法见外伤固定术。

第三,防止因搬运加重病情。重点对呼吸困难病人,搬运时一定要使病人头部稍后仰开放气道,不能使头部前屈而加重气道不畅。

(2) 保护自身

第一,保护自身腰部。搬运体重较重伤病员时,会发生搬运者自身的腰部急性扭伤。科学的搬运方法是搬运者先蹲下,保持腰部挺直,使用大腿肌肉力量把伤病员抬起,避免弯腰时使用较薄弱的腰肌直接用力。

第二,避免自身摔倒。有时搬运伤病员要上下楼或要经过高低不平的道路或路滑的地方,所以一定要步步走稳,避免自身摔倒,否则既伤了自己又会祸及伤病员。

第三节 常见的创伤现场急救

一、头颅外伤的现场急救

(一) 头皮损伤

1. 头皮损伤包括:头皮擦伤、头皮挫伤、头皮裂伤、头皮血肿(皮下血肿、帽状腱膜下血肿、骨膜下血肿)、头皮撕脱伤。

2. 头皮血管丰富,故损伤时出血量多而且止血时间长。

3. 现场处理:

(1) 对伤口直接加压包扎止血。

（2）若无颈椎损伤，可抬高头部减少出血。

（3）撕脱的头皮应与伤者一起送医院。

（4）头皮血肿早期冷敷、加压包扎，感染时切开引流。

（二）颅骨骨折

颅骨是一个近似球状体，具有保护颅内脑组织的作用，当外力超过这种承受能力时就会造成颅骨骨折。颅骨骨折有颅盖骨和颅底骨骨折，有环形、线形及放射状骨折，又有骨缝分离。该骨折是暴力所致，这种暴力的大小远远超过颅骨的承受力，造成颅骨骨折、脑实质损伤而致人死亡。

1. 颅骨骨折包括颅盖骨骨折（线形骨折、凹陷骨折）、颅底骨折（颅前窝骨折、颅中窝骨折、颅后窝骨折）。

2. 颅骨骨折的表现：

（1）骨折处有头皮肿胀、血肿、出血。

（2）单或双眼周围皮下瘀血，出现"熊猫眼"特征。

（3）脑脊液漏，表现为从鼻孔或外耳道有清亮的液体流出。

（4）病人有不同程度的意识障碍。

3. 现场处理：

（1）采取头略高卧位。

（2）颅底骨折时，患者有耳鼻溢液或流血，流出的液体颜色呈淡红色或清亮色。此时千万不要用棉花、卫生纸堵塞鼻孔或外耳道，由于流出的是脑脊液，是颅底骨折脑膜破裂所致，堵塞不能治疗脑脊液的外溢，更重要的是用不洁物品堵塞，易导致感染或感染扩散到颅内。

（3）密切观察生命体征的变化，迅速送医院。

（三）颅脑损伤

1. 脑震荡

（1）病理：颅脑最轻微的损伤，以中枢神经功能障碍为主。

（2）脑震荡的表现：

① 头部受外伤史。

② 伤后有昏迷，30分钟内清醒。

③ 有逆行性遗忘，即对受伤当时所有情况都记不清楚。

（3）现场处理：

① 对于头痛、呕吐者给予对症治疗。

② 卧床休息，镇静。

2. 脑挫裂伤

（1）病理：脑组织、神经、血管器质性损伤。

（2）脑挫裂伤的表现：

① 头部受外伤史。

② 伤后有昏迷时间在 30 分钟以上,昏迷深度不同,时间不一。

③ 有头痛、呕吐、视物不清等颅内压增高表现。

④ 有偏瘫、失语、尿崩等神经系统体征。

3. 脑干损伤

(1) 病理:脑组织严重的器质性损伤,脑干有挫裂伤、水肿、血肿、坏死、软化。

(2) 脑干损伤的表现:

① 伤后立即昏迷并进行性加重。

② 早期发生呼吸循环功能障碍。

③ 交叉性瘫痪。

④ 去皮质下强直。

(3) 脑挫裂伤及脑干损伤的现场处理:

① 颅脑外伤伴有呕吐者,要注意呼吸道的通畅,必要时给予插管。

② 对于开放性的颅脑损伤,要先给予包扎伤口,防止再污染,再做检查和处理。

③ 观察生命体征的变化,给予正确处理。

④ 给予减轻脑水肿、降低颅内压的治疗。

⑤ 现场处理宜简单,迅速转院。

(4) 转运注意事项:

① 颅脑外伤者很可能伴有颈椎的损伤,因而不要轻易搬动颈部。

② 将头颅抬高 15°~30°,降低颅内压。

③ 意识障碍的患者当病情变化或病灶激惹可发生躁动不安,针对病人及时处理。

④ 对癫痫发作者特别注意呼吸道的管理。

⑤ 保持输液管道的通畅,调整好输液的速度,持续吸氧。

⑥ 注意生命体征的变化,特别是血压、呼吸和瞳孔的变化。

⑦ 与医院联系做好手术准备。

二、胸部创伤的现场急救

(一)肋骨骨折

1. 病理

肋骨共 24 根,每侧 12 根。

(1) 第 1~3 肋骨粗短,且前有锁骨、后有肩胛骨的保护,不易发生骨折。

(2) 第 4~7 肋骨长而薄,最易骨折。

(3) 第 8~10 肋骨前端肋软骨形成肋弓与胸骨相连,不易骨折。

(4) 第 11~12 肋骨前端游离,弹性大,不易骨折。

(5) 若发生骨折,应警惕腹内脏器和膈肌损伤。

(6) 一根肋骨在两处折断时叫肋骨双骨折。

(7) 反常呼吸:多根肋骨双骨折可造成胸壁软化,呈现反常呼吸,即吸气时软化区胸壁内陷,呼气时外突,又称为连枷胸。

2. 肋骨骨折的现场急救

(1) 单纯肋骨骨折,采用多带条胸布或弹性胸带固定胸廓。

(2) 出现反常呼吸时,用厚层敷料垫放在软化的胸壁上并加压包扎。

(3) 开放性肋骨骨折,给予清洁敷料包扎。如胸膜已穿破,应做胸膜腔闭式引流术。

(二)外伤性气胸

1. 闭合性气胸

(1) 病理:多见于闭合性胸部损伤,空气由伤口进入胸膜腔后即闭合。小量气胸时肺压缩15%;中量气胸时肺压缩15%~60%;大量气胸时肺压缩大于60%。

(2) 闭合性气胸的表现:

① 少量气胸只有疼痛。

② 中量气胸有胸痛、胸闷、呼吸困难、皮下气肿或捻发音。

③ 大量气胸有严重呼吸困难,伤侧呼吸音减弱或消失。

(3) 闭合性气胸的现场急救:

① 少量气胸无需特殊治疗。

② 中量和大量气胸需行胸腔闭式引流术,紧急时可行胸腔穿刺术。

2. 开放性气胸

(1) 病理:胸膜腔经伤口与外界大气相通后,胸膜腔的负压消失,伤侧的肺完全受压萎陷,纵膈因受胸腔内压的变化而来回摆动;胸腔负压消失,使静脉回流受阻,心排血量下降。

(2) 开放性气胸的表现:

① 患者烦躁不安,呼吸困难,脉搏细速,血压下降。

② 胸壁可见与胸腔相通的开放的伤口,随呼吸运动可听到空气通过伤口时所发出的"嘶嘶"样的声音。

(3) 开放性气胸的现场急救:严重创伤或刀刺伤等可造成胸部开放伤,伤口与胸膜腔相通,胸膜腔内的正常负压消失。伤员感觉呼吸困难,伤口伴随呼吸可有气流声发出。

① 立即封闭胸壁伤口,变开放性气胸为闭合性气胸。用大块无菌纱布、棉垫压塞伤口,外加胶布固定,再加绷带加压包扎。

② 做胸膜腔穿刺减压术或胸腔闭式引流术。

③ 严重病人可给予气管插管,呼吸机辅助呼吸。

3. 张力性气胸

(1) 病理:胸部穿透伤、肺或支气管损伤时,创口周围组织形成单向活瓣,造成吸气时活瓣开放。

（2）空气进入胸膜腔，呼气时活瓣关闭，空气不能排出，因而使胸膜腔内空气越来越多，压力持续增高，形成张力性气胸。

（3）张力性气胸的表现：

① 胸部外伤后，患者短时间内出现严重的呼吸困难，表现为鼻翼煽动，呼吸急促，大汗淋漓，烦躁不安，血压下降，甚至昏迷。

② 皮下气肿，伤侧呼吸音消失、气管和心脏向健侧移位。

③ 胸腔穿刺时显示伤侧胸膜腔内气压极度增高。

（4）张力性气胸的急救：

① 迅速用粗针头穿刺胸膜腔减压，并外接单项活瓣装置，也可在针柄外接剪有小口的柔软塑料袋、气球或避孕套等。

② 在伤侧锁骨中线第2肋间安置胸腔闭式引流管引流。

③ 立即封闭包扎胸部创口。

（三）外伤性血胸

1. 病理

（1）胸部外伤时，出血量在 500 mL 以内为小量血胸；出血量在 500～1 500 mL 为中量血胸；出血量超过 1 500 mL 则为大量血胸。

（2）大量出血导致失血性休克。

（3）胸膜腔积血容易合并感染而形成脓胸。

（4）如积血形成血凝块，可严重限制肺的呼吸运动。

2. 血胸的表现

（1）小量血胸时无明显的失血症状。

（2）中量血胸时出现面色苍白、呼吸困难、血压下降。

（3）大量血胸时出现严重的呼吸和循环紊乱。

（4）活动性出血可引起休克。

3. 血胸的急救

（1）单纯性血胸时，进行胸腔穿刺或胸腔闭式引流术，清除胸腔内积血，使肺及时复张。

（2）胸腔少量出血，症状轻微，有伤口者给予包扎后转送医院。

（3）胸腔大量活动性出血，症状较重，在输液抗休克治疗的情况下立即转送医院。

三、腹部创伤的现场急救

（一）病理

（1）腹部创伤在平时以交通事故及工矿机械意外损伤所致的腹部闭合伤为主。

（2）单纯腹壁损伤的症状和体征一般较轻，常有局部的疼痛和皮下瘀血。

（3）腹腔内实质脏器（肝、脾）破裂主要为内出血休克的表现。

（4）腹腔内空腔脏器（胃、肠）破裂主要为疼痛、腹膜炎的表现。

（5）腹壁、肠系膜、横膈的损伤既非出血又不是腹膜炎，主要是腹部疼痛的表现。

（6）腹部开放伤即使伤口不在腹部也要想到腹腔脏器损伤的可能。

（7）开放伤的伤口部位比其大小更有诊断意义。

（8）开放伤伤口虽小，但检查要仔细，以免忽略造成严重后果。

（9）腹部开放伤有时可能损伤多个脏器或一个脏器有多处损伤。

（10）腹部外伤后出现恶心、呕吐、便血、气腹者多为胃肠道损伤。

（11）腹部外伤后出现排尿困难、血尿、会阴部疼痛者提示泌尿系统脏器损伤。

（12）膈面腹膜刺激表现（同侧肩部牵涉痛）者，提示上腹部脏器损伤，其中以肝和脾的破裂多见。

（二）腹部创伤的现场急救

（1）当发现腹部有伤口时，应立即给予包扎。

（2）对有内脏脱出者，不可随意回纳入腹腔，以免污染腹腔。

（3）对脱出的内脏，用急救包或大块敷料遮盖，然后用消毒碗盖住脱出的内脏并包扎。

（4）如果脱出的肠管有嵌顿可能，可将伤口扩大，将肠管送回腹腔，以免缺血坏死。

（5）脱出的内脏如有破裂，可在破口处用钳子夹住，将钳子一并包扎在敷料内。

（6）不要除去有黏性的异物，不要拔出刺入腹腔的刀、箭等异物。

（7）不能给予口服药、止痛药、兴奋药。

（8）不能进食、喝水，以防有胃肠穿孔者加重污染。

（9）转送时体位应是平卧，膝与髋关节处于半屈曲状，以减少腹肌紧张所致的痛苦。

（10）途中严密观察生命体征的变化。

（11）途中应给予输液、吸氧等治疗。

四、脊柱与脊髓的损伤

脊柱损伤是严重的创伤性疾患；脊髓损伤是脊柱损伤的严重并发症，胸、腰段损伤使下肢的感觉与运动产生障碍，称为截瘫；而颈段脊髓损伤后，双上肢也有神经功能障碍，为四肢瘫痪，称为"四瘫"。

脊柱、脊髓损伤的现场急救

（1）由于大部分群众不懂急救知识，对脊柱、脊髓损伤的认识不足，采用了不正确的搬运方法，导致了新的意外伤害。搬运必须平稳，防止出现脊柱弯曲，严禁背、抱或二人抬。

（2）当接到疑有颈、腰椎损伤的求救电话时，应告诉施救者，不能随便搬运患者，或口头指导正确搬运。

（3）搬运脊柱、脊髓受伤者，不能用棉被或被单搬运病人，由于搬运容易使躯体扭曲,不能在轴线位固定,容易造成脊髓的损伤,导致截瘫。使用平板或质地较硬的担架最好,如使用帆布担架需放上一块木板。将伤员移动到担架上、下时,必须非常小心谨慎,要求 3～4 人,由一人统一指挥,统一行动,动作一致,平抬平放,不可使头颈部或躯干扭曲和弯曲。患者翻身时需保持轴线翻身。有条件时,椎体骨折要用颈托、腰围、脊柱板等固定后搬运,正确的固定能减轻病人的痛苦,减少出血,避免神经和脊髓的损伤。

(4) 对于颈椎损伤的病人应配戴硬质颈领,前后方应有开口,以备必要时行气管切开。

(5) 对脊柱损伤的病人绝不可以用一人抱上身、一人抬下肢的错误搬运方法。绝不允许认为不会出现截瘫而疏忽大意,随意搬运。应采取四人搬运的方法进行搬运,即一人在伤员的头部,双手掌抱于头部两侧纵向牵引颈部,有条件时戴上颈托;另外三人在伤员的同一侧(一般为右侧),分别在伤员的肩背部、腰臀部、膝踝部,双手掌平伸到伤员的对侧;四人单膝跪地,同时用力,保持脊柱为中立位,平稳地将伤员抬起,放在脊柱板上,头部固定;用 6～8 根固定带将伤员固定在脊柱板上。

(6) 在转运途中,对于烦躁不安的患者可采用患者与担架捆绑在一起的"捆绑式"搬运方法。

(7) 在转运途中,注意生命体征的变化,给予输液、吸氧等。

五、骨折的现场急救

(一) 骨折的定义及分类

1. 定义

骨折即骨的完整性和连续性中断。

2. 分类

(1) 根据骨折处皮肤、黏膜的完整性分类:

① 闭合性骨折:骨折处皮肤或黏膜完整,骨折端不与外界相通。

② 开放性骨折:骨折处皮肤或黏膜破裂,骨折端与外界相通。骨折处的创口可由刀伤、枪伤由外向内形成,亦可由骨折端刺破皮肤或黏膜从内向外所致。

(2) 根据骨折的程度和形态分类:

① 不完全骨折:骨的完整性和连续性部分中断,按其形态又可分为:(a) 裂缝骨折:骨质发生裂隙,无移位,多见于颅骨、肩胛骨等;(b) 青枝骨折:多见于儿童,骨质和骨膜部分断裂,可有成角畸形,有时成角畸形不明显,仅表现为骨皮质劈裂,与青嫩树枝被折断时相似而得名。

② 完全骨折:骨的完整性和连续性全部中断。按骨折线的方向及其形态可分为:(a) 横形骨折:骨折线与骨干纵轴接近垂直;(b) 斜形骨折:骨折线与骨干纵轴呈一定角度;(c) 螺旋形骨折:骨折线呈螺旋状;(d) 粉碎性骨折:骨质碎裂成 3 块以上,骨折线呈 T 形或 Y 形者,又称为 T 形或 Y 形骨折;(e) 嵌插骨折:骨折片相互嵌插,多见于干骺端骨折,即骨干的坚质骨嵌插入骺端的松质骨内;(f) 压缩性骨折:骨质因压缩而变

形,多见于松质骨,如脊椎骨和跟骨;(g)凹陷性骨折:骨折片局部下陷,多见于颅骨。

（3）根据骨折端稳定程度分类：

① 稳定性骨折:骨折端不易移位或复位后不易再发生移位者,如裂缝骨折、青枝骨折、横形骨折、压缩性骨折、嵌插骨折等。

② 不稳定性骨折:骨折端易移位或复位后易再移位者,如斜形骨折、螺旋形骨折、粉碎性骨折等。

（二）骨折的临床表现

大多数骨折一般只引起局部症状,严重骨折和多发性骨折可导致全身反应。

1. 全身表现

休克:骨折所致的休克主要原因是出血,特别是骨盆骨折、股骨骨折和多发骨折,其出血量大者可达到 2 000 mL 以上。严重的开放性骨折或并发重要内脏器官损伤时亦可导致休克。

发热:骨折后一般体温正常,出血量较大的骨折,如股骨骨折、骨盆骨折,血肿吸收时可出现低热,但一般不超过 38 ℃。开放性骨折出现高热时,应考虑感染的可能。

2. 局部表现

（1）骨折的一般表现:局部疼痛、肿胀和功能障碍。

（2）骨折的特有体征:

1）畸形:骨折段移位可使患肢外形发生改变,主要表现为缩短、成角或旋转畸形。

2）异常活动:正常情况下肢体不能活动的部位,骨折后出现不正常的活动。

3）骨擦音或骨擦感:骨折后,两骨折端相互摩擦时,可产生骨擦音或骨擦感。

具有以上三个骨折特有体征之一者,即可诊断为骨折。值得注意的是,有些骨折如裂缝骨折和嵌插骨折,可不出现上述三个典型骨折特有体征。

怎样判断是否发生骨折呢？骨折时,局部红肿,起"大疱",疼痛剧烈,尤其是移动或触摸伤肢时,伤处似能听见"咔嚓"响声。肢体扭曲变形,或长或短。下肢骨折跌倒后无法站立,上肢骨折无法提起物体。骨折的确诊要依靠 X 线检查,一般只有到医院方能进行。如果伤后已怀疑有骨折,应先按骨折处理,以免引起严重后果。

（三）骨折并发症

1. 早期并发症

（1）休克:严重创伤,骨折引起大出血或重要器官损伤所致。

（2）脂肪栓塞综合征:发生于成人,是由于骨折处髓腔内血肿张力过大,骨髓被破坏,脂肪滴进入破裂的静脉窦内,引起肺、脑脂肪栓塞。

（3）重要内脏器官损伤:

① 肝、脾破裂:严重的下胸壁损伤,除可致肋骨骨折外,还可能引起左侧的脾和右侧的肝破裂出血,导致休克。

② 肺损伤:肋骨骨折时,骨折端可使肋间血管及肺组织损伤,而出现气胸、血胸或

血气胸,引起严重的呼吸困难。

③ 膀胱和尿道损伤:由骨盆骨折所致,引起尿外渗所致的下腹部、会阴疼痛、肿胀以及血尿、排尿困难。

④ 直肠损伤:可由骶尾骨骨折所致,而出现下腹部疼痛和直肠内出血。

2. 重要周围组织损伤

(1)重要血管损伤:常见的有股骨髁上骨折,远侧骨折端可致腘动脉损伤;胫骨上段骨折的胫前或胫后动脉损伤;伸直型肱骨髁上骨折,近侧骨折端易造成肱动脉损伤。

(2)周围神经损伤:特别是在神经与其骨紧密相邻的部位,如肱骨中、下 1/3 交界处骨折极易损伤紧贴肱骨行走的桡神经;腓骨颈骨折易致腓总神经损伤。

(3)脊髓损伤:为脊柱骨折和脱位的严重并发症,多见于脊柱颈段和胸腰段,出现损伤平面以下的截瘫。

(四)骨折现场急救五原则

1. 抢救生命

骨折现场急救的首要原则是抢救生命。如发现伤员心跳、呼吸已经停止或濒于停止,应立即进行胸外心脏按压和人工呼吸;昏迷病人应保持其呼吸道通畅,及时清除其口咽部异物;处理危及生命的情况。

2. 伤口处理

开放性骨折伤员伤口处可有大量出血,一般可用敷料加压包扎止血。严重出血者使用止血带止血,应记录开始的时间和所用的压力。立即用消毒纱布或干净布包扎伤口,以防伤口继续被污染。伤口表面的异物要取掉,若骨折端已戳出伤口并已污染,但未压迫血管神经,不应立即复位,以免污染深层组织。可待清创术后,再行复位。

3. 简单固定

骨折现场急救时的固定是暂时的。因此,应力求简单而有效,不要求对骨折准确复位;开放性骨折有骨端外露者更不宜复位,而应原位固定。若在包扎时,骨折端自行滑入伤口内,应做好记录,以便在清创时进一步处理。急救现场可就地取材,如木棍、板条、树枝、手杖或硬纸板等都可作为固定器材,其长短以固定住骨折处上下两个关节为准。如找不到固定的硬物,也可用布带直接将伤肢绑在身上,骨折的上肢可固定在胸壁上,使前臂悬于胸前;骨折的下肢可同健肢固定在一起。

4. 必要止痛

骨折后,强烈的疼痛刺激可引起休克,因此可给予必要的止痛药。如口服止痛片,也可注射止痛剂,如吗啡 10 mg 或度冷丁 50 mg。但有脑、胸部损伤者不可注射吗啡,以免抑制呼吸中枢。

5. 安全转运

经以上现场救护后,应将伤员迅速、安全地转运到医院。转运途中要注意动作轻稳,防止震动和碰坏伤肢,以减少伤员的疼痛;密切观察生命体征的变化,途中给予输液、吸氧等。

（五）骨折现场急救固定

1. 固定的目的

固定是骨折急救处理时的重要措施，其目的有：

（1）避免骨折端在搬运过程中对周围重要组织，如血管、神经、内脏等造成损伤。

（2）减少骨折端的活动，减轻患者疼痛。

（3）便于运送。

2. 骨折固定的一般原则

（1）凡疑有骨折者，急救时不必脱去患肢的衣裤和鞋袜，以免过多地搬动患肢，增加痛苦。若患肢肿胀严重，可用剪刀将患肢衣袖和裤脚剪开，减轻压迫。

（2）发现骨折，先用手握住折骨两端，轻巧地顺着骨头牵拉，避免断端互相交叉，然后再上夹板。骨折有明显畸形，并有穿破软组织或损伤附近重要血管、神经的危险时，可适当牵引患肢，使变直后再行固定。

（3）夹板的长短、宽窄，应根据骨折部位的需要来决定，长度须超过折断的骨头；夹板或木棍、竹枝、枪杆等代用品在使用时要包上棉花、布块等，以免夹伤皮肤。一般说来，骨折固定要做超关节固定，即先固定骨折的两个断端，再固定其上下两个关节。

（4）绑好夹板后，要注意是否牢固，松紧是否适宜。四肢固定要露出指趾尖，便于观察血液循环。如出现苍白、发凉、青紫、麻木等现象，说明固定太紧，应重新固定。

（5）开放性骨折（骨折处与外界相通），首先要处理伤口、止血，用消毒布巾包扎后再固定。

（六）骨折现场急救的注意事项

（1）敷料覆盖外露骨及伤口。

（2）在伤口周围放置环形衬垫，绷带包扎。

（3）夹板固定骨折。

（4）如果出血要上止血带。

（5）开放性骨折禁止用水冲洗，不涂药物，保持伤口清洁。

（6）肢体如有畸形，可按畸形位置固定。

（7）临时固定的作用只是制动，严禁当场整复。

（8）骨折后千万不能乱揉捏。跌伤、摔伤造成骨折是常见的，有的人为减轻疼痛，习惯用手揉捏伤部。要知道，骨折后乱揉捏可能会造成十分严重的后果：

① 发生截瘫：如果是颈椎骨折，误用揉捏可使脊髓受压发生高位截瘫；胸腰部脊柱骨折时，揉压按捏过重可以损伤腰脊髓神经发生下肢瘫痪。

② 刺破血管引起内出血：骨折时其骨折断端可能较锋利，按、揉、挤、捏均会刺破局部血管导致出血。大腿下端骨折，揉捏可伤及动脉；肋骨骨折时，揉按可致骨折端刺破肺脏，发生气胸、血胸、纵隔及皮下气肿及咯血等。

③ 损伤神经：四肢长骨骨折端会像刀子一样锋利，在此状态下，揉捏按压除可造成

出血外,还可能使骨折端刺伤或切断周围的神经,严重者可能造成神经麻痹。

④ 加重休克:严重的骨折如大腿、骨盆或多发性肋骨骨折合并内脏损伤时,由于失血和疼痛,病人可发生休克,如果再施以揉捏会进一步加重休克,甚至造成伤者死亡。

⑤ 造成骨缺血性坏死:骨折后乱揉按捏不仅危险,而且还为正常治疗带来诸多困难,并直接关系着骨折的预后和康复。因此,一旦发生严重的跌倒和摔伤,尤其是病人无法动弹时,最好的办法是,在现场做必要的急救后马上送医院就诊。

(七)骨折的治疗原则

三大原则:复位、固定、功能锻炼(康复治疗)。

1. 骨折复位

复位是将移位的骨折段恢复正常或近乎正常的解剖关系,重建骨的支架作用,是治疗骨折的首要步骤,也是固定和康复治疗的基础。

2. 骨折的固定

即将骨折维持在复位后的位置,使其在良好对位、对线的情况下达到牢固愈合。固定是骨折愈合的关键。

骨折的固定方法有两种:

(1) 外固定:用于身体外部的固定。

(2) 内固定:用于身体内部的固定。

3. 功能锻炼

康复治疗是在不影响固定的前提下,尽快恢复患肢肌肉、肌腱、韧带、关节囊等软组织的舒缩活动。消除肿胀,减少肌萎缩,恢复肌肉力量,防止发生骨质疏松、软组织粘连、关节僵硬等并发症,促进骨折愈合,是恢复患肢功能的重要保证。

(1) 早期阶段:骨折后1~2周内,此期功能锻炼的目的是促进患肢血液循环,消除肿胀,防止肌萎缩。功能锻炼应以患肢肌主动舒缩活动为主。原则上,骨折上、下关节暂不活动。

(2) 中期阶段:即骨折2周以后,骨折处已有纤维连接,日趋稳定,应开始进行骨折上、下关节活动,根据骨折的稳定程度,逐渐缓慢增加活动强度和范围,以防肌萎缩和关节僵硬。

(3) 晚期阶段:骨折已达临床愈合标准,外固定已拆除,此时是功能锻炼的关键时期。促进关节活动范围和肌力的恢复,早日恢复正常功能。

附:成人常见骨折临床愈合时间参考值

① 锁骨骨折:4~6周。

② 内、外及后踝部骨折:4~6周。

③ 肱骨外科颈骨折:4~6周:

④ 髌骨骨折:4~6周。

⑤ 肱骨髁上骨折:4~6周。

⑥ 骨远端骨折:4~6周。

⑦ 肱骨干骨折：4～8周。

⑧ 胫腓骨骨折：8～10周。

⑨ 股骨转子间（粗隆间）骨折：8～12周。

⑩ 股骨干骨折：8～12周。

⑪ 股骨颈骨折：12～24周。

六、关节脱位

正常关节至少包括两个骨端，相邻两骨的关节面呈一凸一凹的对合关系，关节可以产生运动，如屈、伸、收、展运动。

（一）关节脱位的定义及分类

1. 定义

关节脱位也称脱臼，由于暴力作用，构成关节的上下两个骨端失去了正常的位置，关节发生移位，并造成关节辅助结构的损伤破坏而致功能失常的疾病。

关节脱位：骨的关节面失去正常的对合关系称为关节脱位。

半脱位：失去部分正常的对合关系称半脱位。

2. 按脱位后关节腔是否与外界相通分类

闭合性脱位：皮肤完好，脱位处与外界不相通。

开放性脱位：关节面与外界相通。

3. 关节脱位的病理

构成关节的骨端的移位关节囊撕裂，韧带、肌腱的损伤，关节腔周围的积血，血肿机化后形成纤维粘连并发骨折、血管、神经的损伤。

（二）关节脱位的表现

外伤性脱位多见于肩、髋、肘、下颌关节。

关节脱位的表现：

1. 一般表现

关节疼痛、局部压痛、肿胀、瘀斑、关节功能障碍。

2. 特有体征畸形

（1）关节脱位处明显畸形，患肢可出现旋转、内收或外展、变长或缩短。

（2）弹性固定：脱位后由于肌肉韧带牵拉，患肢处于异常位置，被动活动感弹性阻力。

（3）关节盂空虚：脱位后可摸到空虚的关节盂，移位的骨端可在邻近的异常位置触及。

（三）关节脱位现场急救原则

关节脱位处理原则：复位、固定、功能锻炼。

关节脱位现场急救原则：

1. 救护人如不熟悉脱位的整复技术，不要贸然试行复位，以免增加伤员的痛苦，甚至使组织受伤加重。此时，可固定在原有位置保持安定，局部作冷敷，然后送医院治疗。

2. 如一般脱位，救护人能够复位，也可在现场进行。复位原则是放松局部肌肉，按损伤时的作用力向反方向牵引，首先拉开，然后旋转，用力不要过猛，复位后用绷带固定。

（四）各种关节脱位及现场急救

1. 肩关节脱位

患者感觉肩关节疼痛剧烈，不能自如活动，头部倾斜；或检查时发现患者肩部肿胀，肱骨头从喙突下脱出，肩部失去原来的圆浑轮廓，而出现方肩畸形，患者如用另一只手去触摸，会发现肩盂处有明显的空虚感。此外，患者患肢的肘部紧贴胸壁时，手掌不能搭到对侧肩部，或手掌搭到对侧肩部时，肘部无法贴近胸部，这些都是肩关节脱位患者所特有的体征，一般容易辨认。

急救措施：肩关节脱位后的复位，就是使已脱出的肩关节头回纳到原来的关节窝里。

肩关节复位后尚须固定。如单纯肩关节脱位，只要将患肢呈 90°，用三角巾悬吊于胸前，一般 3 周即可。如果患者关节囊破损明显，或肩周肌肉被撕裂，则应将患肢手掌搭在对侧肩部，肘部贴近胸壁，用绷带固定在胸壁。

2. 肘关节脱位

在全身各关节脱位中，肘关节脱位最为多见。受伤后患者表现为肘关节肿胀、疼痛、畸形明显，前臂缩短，肘关节周径增粗，肘前方可摸到肱骨远端，肘后可触到尺骨鹰嘴，肘关节弹性固定于半伸位，大约 45°。肘部变粗，上肢变短，鹰嘴后突显著，肘后三角失去正常的关系。后脱位时，可合并正中神经或尺神经损伤。

急救措施：发生肘关节脱位时，如果无救助者，伤员本人根据肘关节的伤情判断是关节脱位，不要强行将处于半伸位的伤肢拉直，以免引起更大的损伤。

可用健侧手臂解开衣扣，将衣襟从下向上兜住伤肢前臂，系在领口上，使伤肢肘关节呈半屈曲位固定在前胸部，再前往医院接受治疗。如果有人救助，若救助人员对骨骼不十分熟悉，不能判断关节脱位是否合并骨折时，不要轻易实施肘关节脱位的复位，以防损伤血管和神经，可用三角巾将伤员的伤肢呈半屈位悬吊固定在前胸部，送往医院即可。

3. 髋关节脱位

由股骨头和髋臼构成，髋臼深而大，能容纳股骨头大半部分，周围有坚强的韧带及肌肉保护，结构稳固。

髋关节脱位多为直接暴力所致，常见为后脱位，偶有前脱位和中心脱位。后脱位，髋关节屈曲或屈曲内收时暴力从膝部向髋部冲击，股骨头穿出后关节囊；弯腰时，重物砸于腰骶部，使股骨头向后冲破关节囊。前脱位也可合并髋臼骨折。不做 X 线摄片必

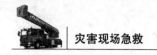

会漏诊。髋关节脱位表现为髋部疼痛、关节功能障碍明显。肿胀不明显。患侧下肢呈屈曲、内收、内旋和缩短畸形。臀部可触及脱出的股骨头，大粗隆上移。部分伤者可合并坐骨神经损伤。治疗不当，必会引起股骨头缺血性坏死，严重影响关节功能。

急救措施：髋关节脱位，应及时诊治。因为有少数脱位会合并髋臼骨折，早期复位容易，效果也较好。一般不宜在现场复位，应尽快转运至医院治疗。

七、肢体断离伤的处理

（一）肢体断离的性质

1. 切割性断离

由锐器所造成，如切纸机、铣床、剪刀车、铡刀、利刀、玻璃和某些冲床等，创面较整齐。对于多刃性损伤，如飞轮、电锯、风扇、钢索、收割机等所造成的严重切割伤，截断面附近组织损伤较严重。

2. 碾轧性断离

由火车轮、汽车轮或机器齿轮等钝器伤所致。碾轧后仍有一圈碾伤的皮肤连接被轧断的肢体，表面看来似乎仍相连，实际上皮肤已被严重挤压，而且被压得很薄，失去活力，应视为完全性肢体断离。

3. 挤压性断离

由笨重的机器、石块、铁板或由搅拌机及重物挤压所致。断离平面不规则，组织损伤严重，常有大量异物挤入断面与组织间隙中，不易去净。

4. 撕裂性断离

撕裂性断离是肢体被连续急速转动的机器轴心皮带筋或滚筒（如车床、脱粒机）或电动机转轴卷断而引起。

5. 爆炸性高温滚筒引起的断离

由于肢体炸成若干碎块，肢体残缺不齐，或因高热而使蛋白质凝固。

（二）肢体断离的程度

1. 完全性断离

断离肢体的远侧部分完全离体，无任何组织相连，称为完全性断离。

2. 大部断离

肢体局部组织绝大部分已断离，并有骨折或脱位残留，有活力的相连软组织少于该断面软组织总量的1/4，主要血管断裂或栓塞，肢体的远侧无血液循环或严重缺血，不接血管将引起肢体坏死者，称之为大部断离。

（三）断肢保存的意义

断肢正确保存的最大意义是为断肢再植做准备，打下一个好的基础。肢体意外离断损伤，早期处理得好，可以最大限度地保留功能；处理不当，可导致伤口感染、组织坏死、疤痕形成、关节僵硬、血运不良等，并且增加了后期治疗的困难，最后导致肢体功能的部分或大部分丧失。最重要的是抢救伤者性命，切勿为了保存断肢而浪费时间。那么怎样才能保存好离断的肢体呢？

（四）断肢的现场急救

断肢的急救方法，包括止血、包扎、保存断肢及迅速运送等四个方面。

（1）现场急救时若断肢仍在机器中，应将肢体拉出或将机器倒转，以免增加损伤。应立即停止机器转动，设法拆开机器取出断肢。如有大的骨块脱出，应同时包好，一同送医院，不能丢弃。

（2）断肢的近侧端用清洁敷料加压包扎，以防大出血，断肢残端如有活动性出血，应首先止血。一般说完全断离的血管回缩后可自行闭塞，采用加压包扎、夹板固定就能止血。对搏动性活跃出血用止血钳止血时，不可钳夹组织过多，以免造成止血困难。对于不能控制大出血而必须应用止血带者，可考虑用止血带止血，但要标明上止血带时间。每小时应放松 1 次，放松时应用手指压住近侧的动脉主干，以减少出血。

（3）对于大部断离的肢体，在运送前应用夹板固定伤肢，以免在转运时引起再度损伤，迅速转送到有条件的医疗机构进行紧急处理。肢体如有多段骨折，也应固定好患肢，防止造成进一步的血管损伤。

（4）断肢的保存：离体的断指（趾）在常温下可存活 6 小时左右，在低温下则可保存更长时间。所以一旦发生肢体离断损伤，应迅速将离断肢体用无菌或清洁的敷料包扎好，放入塑料袋内，冬天可直接转送；在炎热的夏天，可将塑料袋放入加盖的容器内，外围加冰块保存。正确的保存方法，应是干燥低温保存，将离断下来的肢体用消毒纱布包裹，放入干净的塑料袋中，将袋口扎紧，谨防液体渗入离断肢体的创面，在塑料袋的周围可置冰块或冰棍等降温。离断的肢体随同伤者送往医院。不可高温保存离断的肢体，因为离断肢体加温保存后，加速离断组织细胞的新陈代谢，缩短组织细胞生命，影响再植的成功。不让断肢与冰块直接接触，以防冻伤，也不要用任何液体浸泡断肢。不得将离断的肢体放入液体中保存，更不允许放入酒精和消毒液中，否则组织细胞将发生严重破坏，失去再植条件。

（5）迅速安全地转运：在病人发生严重休克时，应首先及时处理休克，以防止转运途中发生生命危险。伤者在转送途中，骨折断端的尖角，因重力的牵拉、运输工具的震动、肢体的扭转，均有可能加重损伤重要的血管或神经。在现场，应该就地取材，利用现有的木板、竹条等，将伤肢做适当固定，以防在转运中发生新的损伤，也可减轻伤者的痛苦。

（6）减少伤口的污染：这是处理开放性损伤的突出任务，应用清洁的（最好是消毒过的）纱布或干净的布类，将伤口尽早包扎起来，以达到伤口隔离、减少污染的机会。但不要将伤口置于不清洁的水（包括河沟水）中去洗刷，以免污染伤口和增加病人痛苦。

除非断肢污染严重，一般不需冲洗，以防加重感染。同时要向医院提供准确的受伤时间、经过和现场情况。

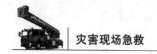

八、伴有大血管损伤伤口的现场处理

严重创伤、刀砍伤等造成大血管断裂，出血多，易造成出血性休克。伴有大血管损伤的伤口较深，伤口远端脉搏搏动消失，肢体远端苍白、发凉，伤口内可见血管断端喷血，肌肉断裂外露。

（1）手指压迫止血，这是最简便、有效的方法，用手指压迫伤口上方（或近心端）的血管，先用手指摸清血管搏动处，然后压紧血管。

（2）迅速用纱布压迫伤口止血，如伤口深而大，用纱布填塞压实止血，放置纱布范围要大，超出伤口5~10 cm，才能有效止血。

（3）用绷带加压包扎。

（4）如肢体出血仍然不止，上止血带。

九、伤口异物的现场处理

伤口表浅异物可以祛除，然后包扎伤口。如异物为尖刀、钢筋、木棍、尖石块，并扎入伤口深部，不要将刺入体内的异物轻易拔出，因为在拔出的过程中，异物有时会损伤到周围的大血管、神经及重要组织器官。不拔出异物能起到暂时堵塞止血作用，一旦拔出，可能会导致大出血而死亡。这时应维持异物原位不动，待转入医院后处理。可按下述方法包扎：

（1）敷料上剪洞，套过异物，置于伤口上。

（2）然后用敷料卷圈放在异物两侧，将异物固定。

（3）用敷料或者三角巾包扎。

十、皮肤损伤

（一）切割伤的急救

遇到锐器切割伤时，先用清洁布或手帕等压迫伤口止血，压迫片刻若出血停止，使伤口合拢恢复原样，估计伤口的深度以及有无内脏损伤。若出血不止，伤口裂开并能见深部组织就必须到医院治疗。

手指是最常见的切割伤部位，如伤口有油污等用清洁的水或肥皂洗净，然后用双氧水等消毒剂仔细清洗和消毒，盖上消毒的敷料纱布用绷带包扎止血，包扎时应将手指尖外露，以便随时观察末梢血运，皮肤色泽。

（二）刺伤的急救

1. 定义

尖而锐或细而长的致伤物穿入组织引起的损伤，如刺刀、剪刀、铁钉、竹片、钢丝等所致组织损伤。刺伤的特点是伤口小而深，可直达深部体腔而只有很小的皮肤损伤，刺伤内脏可引起体腔内大量出血、穿孔，刺入心脏可立即致死。常见歹徒行凶斗殴刺伤或自杀，刺伤一般污染轻，如果未伤及重要血管与内脏，一般治愈较快。

2. 常见的刺伤类型及处理

（1）玻璃片、钉子、锋利的岩石等刺伤：体表受伤轻，内部损伤大，而且可能发生深部组织异物存留感染破伤风而危及生命。

（2）利器、金属片刺伤：当这些利器刺入体内，绝对不可盲目拔出，盲目拔出可致一部分断在体内或增加出血或能使内脏伤加重，应使病人静卧，用卷起的毛巾，在伤口周围垫好并固定，马上送医院。

（3）脚踏朝天钉、铁钉扎伤在工地和田间劳动中时有发生，铁钉扎伤虽然伤口很小，但可能很深，加之铁钉很脏，甚至已经生锈，细菌可能被带入组织内，由于伤口小，部位深，引流不畅，很容易发生感染。如果是化脓性细菌感染，就会引起蜂窝组织炎或者深部脓肿；如果是破伤风杆菌感染，严重时有生命危险，所以铁钉扎伤后要及时进行处理。

① 受伤后应马上拔出铁钉，并用两只手用力挤压伤口处，把污血尽可能挤干净，让细菌随着污血排出来，以减少感染的机会。

② 可以用碘酒、酒精彻底消毒伤口周围的皮肤，如果伤口比较大，伤口内可以用双氧水或灭菌生理盐水冲洗干净。

③ 一定要去医院注射破伤风抗毒素免疫血清，防止发生破伤风感染。

（三）砸伤的急救

1. 钝挫伤

因钝性暴力作用而引起的软组织闭合性损伤。

当钝器作用于体表的面积较大时，其力的强度不足以造成皮肤的破裂，但能使其下的皮下组织、肌肉和小血管甚至内脏损伤，表现为伤部肿胀、疼痛和皮下瘀血，严重者可发生肌纤维撕裂、深部血肿和内脏器官破裂。如果致伤暴力呈螺旋方向活动则引起捻挫伤，其损伤程度更重。

2. 扭伤

外力作用于关节处使其发生过度扭转引起关节囊、韧带、肌腱损伤，严重者甚至断裂，出现皮肤青紫、疼痛、肿胀和关节活动功能障碍。

伤后最有效的治疗方法是冷敷，可减轻内出血和组织肿胀，减轻疼痛。如表面有伤口，消毒后用无菌敷料盖上伤口，敷料上放一层塑料薄膜，再用冷敷。伤情严重者应到医院诊治。

十一、压埋伤的急救

在工作面挖掘过程中，常常因发生塌方而造成压埋伤。对压埋伤必须争分夺秒地抢救。压埋伤伤势一般较重，头颅、胸腹、脊椎、四肢均可伤及，可造成颅内、内脏破裂大出血或四肢骨折乃至脊椎骨折后瘫痪，甚至发生窒息急性死亡。有许多人表面并未见伤损或出血，但很快昏迷或死亡，其原因多为内脏破裂所致内出血或头部压震后颅内出血；也有因伤后肌肉释放出一些有毒化学物质，当压力松开后，这些物质迅速扩散到身体其他部位,导致急性肾功能衰竭和严重休克而死。所以,凡被压埋患者,一旦被救出后,虽是"轻"伤,也要当重伤救治,切不可麻痹大意。

压埋伤的抢救应注意以下几点:

(1) 当伤员完全被掩压,抢救者应先确定伤员的被埋位置,不要盲目乱挖,以免耽误时间。挖找时忌用铁器等硬物猛挖、锤击,只能将土石轻轻扒开。

(2) 挖找时应尽快使伤员的头部显露。伤员露出头部后,应迅速将其口、鼻处泥尘除净,以保证其呼吸通畅。

(3) 当伤员部分身体露出后,切不可生拉硬拽,而应将土石或重物清除,使伤员彻底外露,再逐步将其移出,否则被压埋者易致骨折或造成下身截瘫,或新的撕裂伤。

(4) 伤员救出后,如呼吸、心跳已停止,应立即行人工呼吸及心脏按压,直至伤员恢复呼吸与心跳或确已死亡为止。

(5) 伤者被扒出后要迅速检查伤者有无脊椎骨折(是否下身瘫痪),能否说话,有无伤口流血不止。如有脊椎骨折,应立即放平其身体,切勿急忙搬动,并设法用布类、衣物等将夹板、木棍、枪支或卷席包裹后,置于伤者身体两侧,稍加固定后迅速送医院救治;如发现有伤口大流血,应按外伤包扎、止血法,将伤口包扎固定好后,再送医院救治。送院途中务必注意其保暖。

(6) 为防止伤员发生并发症,应尽快清洗伤员的眼、鼻、口、耳及身上的煤尘、污物,同时迅速安全运送医院处理。

如果四肢受压,肢体有肿胀时,应想到肌肉有内撕裂或肌肉血管破损,这时切忌用热敷,可采用冷毛巾、冰块外包手巾放在肿胀处,有止痛、消肿、止肌肉出血的作用。同时,不论上、下肢被挤压伤程度如何,都要将伤肢置于高的位置,寒冷季节还要注意患肢保暖,防止冻伤及休克发生。

十二、挤压综合征

1. 概念

挤压综合征:四肢或躯干肌肉丰富部位遭受重物长时间挤压,在解除压迫后,出现以肢体肿胀、肌红蛋白尿、高血钾为特点的急性肾功能衰竭。

挤压伤:筋膜间隔区压力升高造成肌肉缺血坏死形成肌红蛋白血症,而无肾功能衰竭,只能称为挤压伤或筋膜间隔区综合征。严重创伤亦可发生急性肾功能衰竭,如无肌肉缺血坏死、肌红蛋白尿和高血钾,则不能称为挤压综合征。

2. 挤压综合征原因

挤压综合征多发生在地震、冒顶、煤层倒塌、工程塌方等意外伤害中。

3. 挤压综合征表现

(1) 肌肉缺血坏死:挤压综合征是在四肢或躯干肌肉丰富部位遭受重物长时间挤压,在挤压解除后出现的。挤压综合征的肌肉病理变化与筋膜间隔区综合征相似。患部组织受到较长时间的压迫并解除外界压力后,局部可恢复血液循环。但由于肌肉因缺血而产生类组织胺物质,从而使毛细血管床扩大,通透性增加,肌肉发生缺血性水肿,体积增大,必然造成肌内压上升,肌肉组织的局部循环发生障碍,形成缺血—水肿恶性循环。处在这样一个压力不断升高的骨筋膜间隔封闭区域内的肌肉与神经,肿胀的肢体迅速变硬变冷,以致阻断了肢体的血液循环,使肢体远端的脉搏显著减弱乃至消失,向坏疽方向发展。

(2)肾功能障碍:随着肌肉的坏死,肌红蛋白、钾、磷、镁离子及酸性产物等有害物质大量释放,在伤肢解除外部压力后,通过已恢复的血液循环进入体内,加重了创伤后机体的全身反应,造成肾脏损害。肾缺血和组织破坏所产生的对肾脏有害的物质,是导致肾功能障碍的两大原因,其中肾缺血是主要原因,尽管发生肌红蛋白血症,如果没有肾缺血,也不一定会导致急性肾功能衰竭。肾缺血可能由于血容量减少,但主要因素是创伤后全身应激状态下的反射性血管痉挛,肾小球滤过率下降,肾间质发生水肿,肾小管功能也因之恶化。由于体液与尿液酸度增加,肌红蛋白更易在肾小管内沉积,造成阻塞和毒性作用,形成尿少甚至尿闭,促使急性肾功能衰竭的发生。

综上所述,本症的病因为躯干或肢体严重受压,筋膜间隔区内压力不断上升,致肌肉缺血性坏死;肌红蛋白、钾离子、酸性代谢产物等大量进入血流,导致肾功能障碍。所以挤压综合征的发生主要是通过创伤后肌肉缺血性坏死和肾缺血两个中心环节。只要伤势足以使这两个病理过程继续发展,最终将导致以肌红蛋白尿为特征的急性肾功能衰竭。

4. 现场急救

(1)搬除重物:抢救人员应迅速进入现场,力争及早解除重物压力。要搬除压在身上的岩石、煤块及重物,并及时清除其口、鼻内的异物,保持呼吸道通畅,以减少本病发生机会。

(2)肢体立即制动:伤员取平卧位,对肿胀的肢体不移动、减少活动,以减少组织分解毒素的吸收及减轻疼痛,尤其对尚能行动的伤员要说明活动的危险性。将伤肢暴露在凉爽处或用凉水降低伤肢温度(冬季要注意防止冻伤),对伤肢不抬高以免降低局部血压,影响血液循环。不按摩、不热敷,以免加重组织缺氧。在骨折处做临时固定,对出血者做止血处理。

(3)伤口应予止血:对开放性伤口和活动性出血者,应予止血,不加压包扎,更不上止血带(大血管断裂出血时例外)。

(4)口服或静脉补液:当受伤者不能及时送入医院,而肢体受压时间又超过45分钟时,可给病人饮服碱性饮料。其方法是用8 g碳酸氢钠溶于1 000～2 000 mL水中,再加适量糖及食盐即可,既可利尿,又可碱化尿液,避免肌红蛋白在肾小管中沉积。如不能进食者,可用5％碳酸氢钠150 mL静脉点滴,防止急性肾功能衰竭。

(5)伤肢处理:

早期切开减张:对已出现肿胀、发硬、发冷、血液循环受阻的严重伤肢,应在现场给伤员做下肢小腿筋膜切开术,使伤肢减压,可避免肌肉继续发生坏死或缓解肌肉缺血受压的过程,并通过减压引流防止和减轻坏死肌肉释放出的有害物质进入血流,减轻机体中毒症状。同时清除失去活力的组织,减少发生感染的机会。

早期切开减张的适应症:① 有明显挤压伤史;② 有1个以上筋膜间隔区受累,局部张力高,明显肿胀,有水泡及相应的运动感觉障碍;③ 尿液肌红蛋白试验阳性(包括无血尿时潜血阳性)。

截肢适应症:① 患肢无血运或严重血运障碍,估计保留后无功能者;② 全身中毒症状严重,经伤肢切开减张等处理,不见症状缓解,并危及病人生命者;③ 伤肢并发特异性感染,如气性坏疽等。

十三、创伤处理中常见的错误

(1) 用卫生纸包伤口,卫生纸的止血作用不大,而且为院内处理增加了麻烦。

(2) 在伤口极端用布条作止血带进行止血,由于压力不够,不能阻止动脉血的供应,却增加了静脉血的回流阻力,不但没有止住血,反而使伤口流血更多。

(3) 将脱出的组织、器官、骨端直接回复到体内,增加了感染的机会。

(4) 将进入体内深部组织的异物(尖刀、钢筋、木棍等)不分青红皂白地直接拔出,增加了出血的机会。

(5) 脊柱骨折搬运由二人分别抱头和脚,放在软担架上;没有他人在场,一人背负或抱起患者。

(6) 头部外伤:若耳、鼻有清澈、粉红色、水样液体(脑脊液)流出,说明有颅底骨折,试图用卫生纸、棉球等堵塞耳道和鼻孔。

第六章
后送转运

第一节　后送转运的概念与意义

一、后送转运的概念

灾害现场急救中,伤员后送转运是指在分级整合救治的指导原则下,组织医疗资源向上级救治机构或区域级综合医院运输伤员的过程和措施。

在国内外灾害救援的实施过程中,灾区的医疗资源远远不能满足现场大量伤员的医疗需求,因此各国灾害救援中需要将大量伤员通过各种交通工具较远距离转运出灾区。而我国从汶川地震到芦山地震的多次地震紧急医疗急救的经验中,总结出在"四集中"原则的指导下,实施分级救治措施:即在"集中患者、集中专家、集中资源、集中救治"的原则下,根据灾区情况划分出救援区域的现场救治,在距离救援现场较近的安全区域设置"伤员集中区"实施一线救治,在环境较安全、功能基本保存的基层医院开展前方医院救治,以及在位于安全地带就近的大型区域综合医院启动后方医院危重伤员救治。将轻症伤员集中在前方医院,危重复杂的伤员集中在后方医院。伤员后送转运是完成"四集中"原则与医院分级救治原则的必要手段和具体方法。

二、后送转运的目的

灾害的最主要特点就是短时间内大量伤员涌入、伤员伤情复杂、需要紧急医疗急救尽快尽早开展,但有限的医疗资源不能满足救援需求,甚至被灾害破坏,而且医疗急救条件艰苦、救援时效性受各种因素限制,从而造成在灾害发生时,医疗需求与供给矛盾特别突出,故紧急医疗急救的关键点是在快速输入医疗资源的同时,降低医疗需求。所以,后送转运的目的就是在紧急医疗急救队快速进驻灾害现场开展救援的同时,通过后送转运部分伤员的方式,降低现场高密集的医疗资源需求,使后送伤员得到充足的医疗保障,降低危重病人的死亡率和致残率。

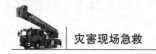

三、后送转运的意义

(一)有助于医疗资源的合理配置

2008年汶川地震发生之初,后送转运无具体标准,随意性大,大部分地震伤员被就近送入当地医院就诊,前方医院因负担过重、物资匮乏、人员匮乏等种种条件限制,而影响了前方医院救治伤员的能力。汶川地震发生两周时,四川省各伤员收治机构收治地震重伤员2 900余名,其中部分为生命体征不平稳的危重伤员,部分伤员伤情正向多系统多器官功能不全发展,出现多种并发症,直接影响和威胁着伤员的生命健康。此外,很多灾区医院即使在震前也不具备救治危重病人的条件,再加上地震使医院病房、手术室受损,医疗工作只能在临时搭建的帐篷内进行,医疗条件非常恶劣,随着时间的推移,各种院内感染的风险急剧升高。

为降低危重病人的死亡率和致残率,使他们能够得到最多的医疗资源,必须将危重伤员转移到高水平的后方医疗单位;同时这部分病人的转运也能有效地减轻前方医院的负担,使他们能够集中精力救治那些在他们能力范围之内的病人。

(二)加强对危重病人的管理,降低死亡率和致残率

通过对后送转运的组织与管理,有助于克服危重病人的转运技术上的难题。一则不是所有的危重病人都适合转运,需要对能转运的病人进行专业的筛选;二则在危重病人转运过程中,需要提供特别监护。因此,集中治疗病人必须在统一指挥下有序地进行,让最需要的病人优先转运、安全转运,获得最好的治疗。此外,"四集中"的救治原则有助于组织力量对基层医院收治的极重病人进行筛选,转送至后方医院集中治疗。在汶川地震的医疗急救实践中,"四集中"救治原则实施后,四川省内收治的危重伤员病死率控制在2.3%,低于汶川地震未实施集中救治时期的重症病死率12.1%。在此后的玉树地震,还有芦山地震,通过加强对危重病人的管理,其病死率、致残率远远低于国际上其他灾害事件的数据报道,得到国内、国际同行的一致好评。

(三)现场管理科学有序,为灾后重建的顺利实施奠定基础

有序的后送转运完成后,灾区的医疗需求下降并趋于稳定,灾区的矛盾冲突激化的可能性降低,有利于形成稳定的局面,顺利进行灾后重建工作。

四、后送转运的方式

后送转运的方式依分类依据不同可分为不同的后送转运方式。

以转送的起终点为依据,可将后送转运分为三种方式:现场救援到一线救援、一线救援到前方医院、前方医院到后方医院。因在不同级别开展救援时的医疗资源配给不同,其转运的要求、评估与实施也各有侧重。例如,现场救援的职责只是区分伤员是否有生命迹象以及危重与否,故现场救援到一线救援的转运量大,时效性要求高,其转运特色为早期快速;而前方医院可以做部分紧急处理甚至损伤控制性手术抢救生命,因此,前方医院到后方医院的转运更强调安全性与预见性。

另一种后送转运方式的分类是以不同的转运工具来分类,如空中、陆路、水中转运。使用每种转运工具转运时,都会因转运工具对病种、病情、转运设备的要求而有不同的应对措施。

　　空中转运可以使伤员短时间得到有效的救治,减轻灾害现场医疗资源不足的压力,可以充分发挥相距不远的未受灾地区医疗机构的医疗急救作用。尤其是直升机转运患者具有快速、灵活、不受道路毁损等各种自然障碍影响等特点,特别是在水陆路无法通行的情况下,可以为伤员的救治争取时间,降低伤情恶化的风险和后送途中的死亡率和致残率。但空中转运也有一定的缺点:虽然空中转运的运送过程较短,但空中情况复杂,如气压改变、无法临时补充医疗人员与资源等特殊情况,且我国对空中转运实践较少,专业人员较为缺乏。因此,空中转运除了地面后送的要求外,还有其特殊的要求与准备。

　　此外,空中转运伤员直升机转运患者也有一定缺点:直升机机舱空间有限,医务人员的工作空间狭窄,飞行的不稳定性为医疗护理工作带来一定困难;直升机飞行高度与速度的迅速变化所带来的失重与超重使伤员发生一系列生理变化,如胸腹腔压力的变化可能使伤情恶化;尤其在地处山区密林的区域内执行救援任务时,直升机在执行任务时有较大的飞行风险;还有直升机飞行转运的高成本也是其缺点之一。

第二节　后送转运的组织与管理

　　在灾害救援过程中合理地总体组织规划、分级管理,才能完成科学有效的后送转运,达到降低致残率与死亡率的救治目标。

一、分级管理

　　后送转运的分级管理是建立在伤员分类基础上进行的分级救治政策。批量伤员的分级管理分为现场搜救与紧急医疗处置、伤员集中区的一线救治、前方医院和后方医院救治四个阶段。其中现场搜救与紧急医疗处置、伤员集中区的一线救治属于院前救援的范畴,前、后方医院救治属于院内救治的范畴。

　　现场搜救与紧急医疗处置:震后早期到达灾害现场的人员,包括幸存者、军警、工程队、消防员、医疗救护人员、非政府组织成员以及志愿者等。主要目的是搜救,主体是军警、消防与工程人员,因此医护人员在此级救治的任务是:协助救援主体尽快疏散和解救伤员,脱离现场,在现场完成紧急的生命支持技术和截肢技术。

　　伤员集中区的一线救治:在灾害现场就近的较安全、无污染且开阔的地区建立"伤员集中区域",即临时救护所。此时,作为救援主体的医护人员的任务是:伤员的初级检伤分类、实施急救措施挽救伤员、为现场搜救提供物资支持以及积极计划后送。

　　前方医院救治:前方医院为距离灾区中心较近但尚能完成医疗工作的基层医院或移动医院。主要任务是:伤员二次分检、损伤控制性手术、信息中转、为一线救治提供物资支持并安排后送、酌情可实施专科修复性手术。

后方医院救治：后方医院距离灾区中心有一定距离，灾害应急救治能力完好，具有较强的技术力量，是能针对危急重症以及疑难患者进行专科治疗的区域性综合医院。主要任务是：伤员再次分检、危重症以及疑难患者的救治、复合伤多发伤的重症监护与治疗、严重感染性疾患或特殊病原微生物感染的控制与救治、为院前救援提供物资支持与合理配送、进行较详细的资料收集与统计并向政府部门进行报告。

通过分级管理，不同轻重程度与复杂程度的伤员转运到不同级别的医疗机构进行集中救治，优化了灾区以及灾区周边区域的医疗资源，让危重或疑难患者得到区域性综合医院的集中救治，有利于减少危重伤员的致残率与死亡率。

二、后送转运前的评估与组织

分拣伤员评估后送转运的需求，进行分级转运。由于大型灾害后伤员众多，转运资源极其有限，救援现场、一线救援或前方医院需要对伤员进行检伤分类并动态观察，确定转运的先后顺序。

1. 救援现场的伤员分拣方法

在检伤分类基础上，分为红、黄、绿三种颜色的检伤分类标识。首先选择红色标识，其次选择黄色标识的伤员进行转运。目前国际上通用的是 START 检伤分类法，而我国，卫生部在汶川地震的救援中还出台了应用于我国情况的分类法（卫生部 2008 年 5 月 15 日《汶川地震现场检伤方法和分类标准》）（见表 6-2-1）。

表 6-2-1 卫生部《汶川地震现场检伤方法和分类标准》

优先等级	颜色标识	具体伤情标准
1	红	极其严重的创伤，但若及时治疗即有生存机会 （1）气道堵塞 （2）休克 （3）昏迷（神志不清） （4）颈椎受伤 （5）导致远端脉搏消失的骨折 （6）外露性胸腔创伤 （7）股骨骨折 （8）外露性腹腔创伤 （9）超过 50% II°～III°皮肤的烧伤 （10）腹部或骨盆压伤
2	黄	有重大创伤但可短暂等候而不危及生命或导致肢体残缺 （1）严重烧伤 （2）严重头部创伤但清醒 （3）椎骨受伤（除颈椎外） （4）多发骨折 （5）须用止血带止血的血管损伤 （6）开放性骨折

（续表）

优先 等级	颜色 标识	具体伤情标准
3	绿	可自行走动及没有严重创伤,其损伤可延迟处理,大部分可在现场处置而 不需送医院 (1) 不造成休克的软组织创伤 (2) <20%的<Ⅱ°烧伤并不涉及机体或外生殖器 (3) 不造成远侧脉搏消失的肌肉和骨骼损伤 (4) 轻微流血
4	黑	死亡或无可救治的创伤 (1) 死亡明显 (2) 没有生存希望的伤者 (3) 没有呼吸及脉搏

2. 前方医院的伤员检伤分类与后送安排

前方医院的转运后送与救援现场不同,前方医院可以做一部分紧急处理甚至部分手术抢救生命。因此前方医院不应该与救援现场相同,首先不是转运红色紧急危重伤员者,而是立即对红色伤员进行紧急处理,确定转运风险较小后,方可转运。前方医院的再次检伤分类,由于有更完善的患者资料,因此可以使用创伤评分的方法评估伤员的轻重程度,而不是再使用现场和一线救治的 STRAT 检伤分类程序来进行分类。因此,经评估后,黄色伤员和已做初步处理的较稳定的红色伤员,在前方医院的后送转运中应放在首先转运的级别。

3. 运转方式与安全性评价

后送转运运输方式的选择需要综合考虑患者的伤情特征、伤情缓急、转运距离、护送人员资源、携带设备、道路情况和天气等。转运方式主要包括地面转运和空中转运。

地面转运的优点是启动迅速、受不良天气状况的影响小、转运途中易于监测、护送人员不需要做专门的转运培训。地面转运通常由救护车完成,大规模灾害期间成批伤员转运还可以使用列车医院进行转运。

空中转运更适合长程转运以及"孤岛"救援,当道路通行困难或要求短时间内转运时可以使用。空中转运的准备时间较地面转运长,且起飞前及着陆后仍需救护车转运,受天气影响较大。

4. 后送转运资源的管理

（1）人力资源:应由接受过专业训练,具备重症患者转运经验的医护人员安排与护送,并根据转运的具体情况选择恰当的专业转运人员。转运人员中应具备至少1名有重症护理资格的护理人员,并可根据具体情况配备专业医师或其他专业人员（如呼吸治疗师、麻醉师等）。

（2）物力资源:在后送转运的交通工具上应配备重症监护仪器、抢救药品、心肺复苏背包、创伤急救背包、转运担架等,并需要在交通工具内部提供照明、氧源以及各种医疗设备的固定措施。

三、后送过程管理

(一) 目的地与出发点的对接

1. 确定转运目的地医院

与常规转运不同,灾害后伤员的转运呈现突发性、群体性、复杂性的特点,因此应事先与目的地医院进行沟通,了解目的地医院的收治能力,尽量避免发生对于某一家医疗机构的"突然袭击"和"伤员聚集"现象。目前我国灾害后的大规模伤员转运为政府主导、属地化管理,各个救援现场和一线医院只需听从上级部门的指挥调配即可。如此可以真正从全局进行资源合理调配,使危重伤员得到最有效治疗。

2. 选择转运路线

转运路线应根据灾后路况或天气情况有计划实施,并且设置单向车流线路进行转运,避免产生车辆拥堵情况。在选择转运线路时应尽量选择安全的道路行驶,不要为走捷径而选择危险的道路。

3. 指挥站与目的医院的信息传输

在转运时总体规划目的医院后,还应将一线救治的情况向目的医院进行信息交接,让目的医院了解自身在此灾害救援中所处的位置与所承担的任务。尽量将转运的信息通过各种途径如电话、网络等事先通知到目的医院,使目的医院在接到伤员前有所准备。

(二) 空中转运时接机现场管理

空中转运过程中,与地面转运相比,过程更为复杂,除了目的地与出发点的对接,还需辅助机场工作人员对于伤员伤情以及接机医护人员进行现场管理。

目前我国灾害救援中,主要使用直升机进行转运后送且直升机的接机现场管理较为复杂,以直升机接机现场为例说明空中转运时的接机现场管理。接机现场的医护人员来自不同的医院,并且大多不熟悉直升机的接机流程。如何在接机机场进行有效的管理,将大量的伤病员安全转运至各个医院,在以往的工作中没有类似的经验可以借鉴,需要一边发现问题一边解决问题。

1. 现场调度:管理人员需要进行充分的准备工作才能快速安全稳妥地实施直升机接机并后送。机场负责人在直升机到达机场前需要了解直升机的数量、伤病员的人数、大致的伤情,并将此信息通知指导机场救护的指导者。汶川地震中成都机场医疗系统方面的指导者由成都市120急救中心担任,并在接机现场与机场方面密切合作,获知直升机的数量、伤病员的人数、大致的伤情后120急救中心及时安排各个救护队接机,需要制订具体的接机计划,包括安排各个救护队的接机顺序、分配各个救护队到预定的直升机停靠点等待、分配各个救护队转运的目的地等。

2. 评估处理:在飞机降落时严密观察伤病员且评估伤情与生命体征尤为重要。另外需要与机组人员或随机医护人员交接伤情并记录,遇到危重伤或存在特殊情况,如需要隔离的污染伤口或无人照顾的无名氏等,应该上报医疗指挥者并听从指挥。

　　需要在现场处理的伤病员应及时处理,遇到困难应及时汇报,保证安全、稳妥地转运伤员。目前我国已设置正规停机坪的医疗机构当属凤毛麟角,因此大部分接机工作是在专属机场完成,接机后仍需要使用救护车转运至医院,因此需要加强机场交通秩序的管理,开辟专用通道,保证后送转运过程的安全性。

　　3. 接机人员的配置:人员的配置是首要问题,包括医护人员的比例、各专科医师的比例等。当直升机到达时,由医生、护士及护工组成的接诊小组负责接收,主治医生的检查、评估、处理和护士建立静脉通路同时进行,医护人员的比例应该达1∶3。急诊科医师作为突发事件处理的前锋,对转来的伤病员进行初步评估,判断伤病员是否需要紧急处理。

　　4. 接机人员分工管理:如何合理调度接机医务人员,依赖于组织良好的指挥管理机构。其管理者应该包括两个方面的人员:一是机场方面的负责人,主要负责直升机的飞行安全,包括接机医务人员在接机前的安全培训,以及制订大量伤病员的转运路线等;二是医疗系统方面的指挥者,主要指挥和组织接机医护人员的行动。两方面的密切配合是机场安全接机的关键。

　　5. 接机人员的技术培训:接机前的准备和培训是快速安全接收伤病员的必要条件。准备不仅仅是物资准备,还包括安全意识的培训、接机前对伤病员转运的信息收集以及接机前各个医疗救护小组的接机安排的制订等。由于转来伤病员伤情的多样性、复杂性,各种急救物资的准备尤为重要。首先机场负责人需要安排人员在接机之前对前来接机的医护人员进行紧急、简单的安全培训。由于直升机对于大部分医护人员来说较为陌生,尤其是安全问题非常重要。例如接直升机时切忌佩戴易脱落的琐碎物品,包括胸牌,一次性帽子等,因为直升机的旋翼产生的气流可以将这些小物品吹落,一旦卷入旋翼,将对直升机以及附近人员造成巨大威胁,而这些却是医护人员极易忽略的问题。机场方面还需要一些必要的物资准备,包括直升机与机场的消毒药品与设备等。

　　6. 机场的安全管理:在接机过程中,机场方面需要安排人员具体指挥接机医护人员的行走路线,安全靠近直升机的时机与路线等,以避免医护人员在靠近直升机的过程中出现危险。医疗指挥者事先安排接机救护队到不同的直升机停靠点接机,并且随时调度医护人员,注意避免某些直升机过多医护人员而另一些直升机缺少医护人员的现象。因为直升机停靠点相距不近,所以临时调度医护人员可能会延长接机的时间。接机的医护人员应该听从机场方面以及医疗指挥者的指挥与调度。安全是第一位的,不仅要保证伤病员的安全,而且要注意自身的安全,听从机场方面的安排是非常重要的。

第三节　后送转运的具体实施

一、伤员转运前的准备

（一）医疗机构与伤员的准备

各医疗机构在接到上级指示后，通知伤员及其家属以取得他们的积极配合，积极准备要转运的伤员的资料，制定转运表格，由医务部门汇总，制定出转出地震伤员基本信息汇总表格以及转出地震伤员的家庭成员基本信息汇总，内容主要是：

（1）转出医疗机构、目的医疗机构、转出日期、伤员编号、姓名、年龄、诊断、联系方式、详细地址、备注。

（2）家属或陪伴的姓名、性别、年龄、对应伤员、家庭住址、身份证号码。转出医疗机构负责办理手续、填写病情证明、病人及家属胸牌或腕带制定、内容填写。

伤员在转出医疗机构前尽量排空排泄物，倾倒引流物。伤员相关资料（伤情说明、检查结果等）做好整理，统一安排携带及向伤员和家属交代注意事项。由于大批量转运后送，医护人员和设施装备有限，难以在转运过程中完成太多操作。主管医护人员陪同转运病人到转运交通工具上，交给转运的医护人员。转运队伍应统一调配，转运前转运医护人员再次观察评估病人，发现生命体征不稳定的病人，及时汇报会诊，整个转运过程中本着以病人安全为中心来进行协调。病情不稳定的患者，至少由1名医师参与转运；病情稳定的重症患者，可以由经专业培训后的护士完成转运。

（二）转运人员准备

转运人员应接受基本生命支持、高级生命支持、人工气道建立、机械通气、休克救治、心律失常识别与处理等专业培训，能熟练操作转运设备。

转运过程中一名转运人员指定为负责人，转运过程中的所有决策均应由该负责人做出。在没有医生参加的转运后送过程中，必须指定1名医师作为紧急情况的联系人。

（三）转运物资与药品准备

所有转运后送设备都需要能通过转运途中的电梯、门廊等常规通道，转运人员在转运前须确保所有转运设备正常运转并满足转运后送时的要求。所有电子设备都应有电池驱动并保证电量充足。

院内转运应配备基本的复苏用药，包括肾上腺素和抗心律失常药物，以备转运途中患者突发心搏骤停或心律失常。接收科室应配备更加全面的急救药物。根据转运患者的不同病情，还应配备相应的药物。院际转运的药物配备强调紧急抢救复苏时用药以及为维持生命体征平稳的用药，病情特殊者还应携带相应的药物。

二、转运与途中监护

1. 转运

灾害发生时，事发现场人员伤亡难以避免，及时转运到医疗技术条件较好的医院治疗可减少伤亡概率。转运包括搬动和运输。快速安全的转运，能使伤病员得到进一步的有效救治，从而提高抢救成功率。适合转运的前提是在搬动和运输途中，伤病员不会因此而危及生命或使病情恶化导致不良后果。一般来讲，应把握如下原则：① 需要心肺复苏的伤病员应就地抢救；② 重伤病员若病情相对稳定，在 20～30 分钟内能够送达就近医院，可以边转运边急救；③ 伤情不稳定者，应先在现场积极救治，待伤情稳定后再考虑转运；④ 按先重后轻的顺序快速、安全地转运，这样有利于现场人员的疏散，更有利于对中、重度伤病员进一步救治；⑤ 救护人员可协助运送，而且在运送途中要保证对危重伤员进行不间断的抢救。

2. 途中监护

（1）体位：根据不同的运输工具和病情摆好伤病员体位，一般伤病员取平卧位；恶心、呕吐者取侧卧位；颅脑损伤、昏迷者头偏向一侧；胸部创伤呼吸困难者取半卧位；下肢损伤或术后伤病员应适当抬高 15°～20°，以减轻肿胀及术后出血；颅脑损伤者应垫高头部。

（2）担架运送途中监护：担架具有舒适平稳，不受地形、道路等条件限制的特点。担架在行进途中，要保持伤病员身体在水平状态，伤病员足在前、头在后，上下坡时，伤病员头部应在高处一端，以减轻伤病员不适。多人担架时力求协调一致、平稳，防止前后左右摆动、上下颠簸而增加伤病员的痛苦。必要时在担架上配置保险带，将伤病员胸部和下肢与担架固定在一起以防伤病员摔伤，运输途中注意防雨、防暑和防寒。

（3）脊椎损伤途中监护：若遇脊椎受伤者，应保持脊柱轴线稳定，将其身体固定在硬板担架上搬运，观察生命体征变化，预防并发症发生。对已确定或疑有脊椎创伤要尽可能用颈托保护脊椎，运输时尽可能避免颠簸，不摇动伤病员的身体。

（4）救护车运输途中监护：救护车具有快速、机动、方便等特点。救护车运输中易受行驶颠簸，特别是在拐弯、上下坡、停车掉头时更加严重，对途中救护有所影响，而且部分伤病员晕车，出现恶心、呕吐，会加重病情。要注意保持稳定行驶，密切观察伤病员病情变化，特别注意观察伤病员的面色、表情、呼吸的频率和节律，呕吐物、分泌物及引流物的颜色、气味和量，伤口敷料浸染程度等，发现异常，及时处理。

（5）列车运输途中监护：大批伤病员列车运输时，每节车厢按病情轻重应加以调配，危重伤病员必须重点监护，做好标志，及时观察病情变化，发现问题及时处理。列车运输途中，由于人员拥挤、车厢内环境较差、病种复杂等不利因素的影响，此时护理人员既要按病情护理好伤病员，还要注意对车厢内环境的保护，尽量减少异味和噪声对伤病员的影响。因此，列车运输途中护理的内容是：细心护理重伤病员，关心照顾一般伤病员，安抚引导轻伤病员。

（6）飞机运输途中监护：飞机运输具有速度快、效率高、平稳，不受道路、地形影响等特点。飞机运输途中，随着飞机高度的上升，空气中氧含量减少，氧分压下降，心肺功能不全的伤病员会加重病情；飞机的上升或下降造成气压的升降变化，使开放性气胸的伤病员出现纵隔摆动，加重呼吸困难；如有腹部手术或损伤的伤病员可引起或加重腹部胀气、疼痛、伤口裂开。另外，飞机的噪声、震动、颠簸等可能会引起伤病员晕机、恶心、呕吐。因此，飞机运输途中，要加强监护，除了将一般伤病员横放于舱内，注意保温和呼吸道湿化外（因高空中温度、湿度较地面低），还要做好特殊伤病员的监护。如休克者头朝向机尾，以免飞行中引起脑缺血；有颅内高压者应先行减压后再空运；脑脊液漏者要多加纱布保护，以防逆行感染（因空中气压低会增加漏出液）；腹胀者应行肠胃减压术后再空运；气管插管的气囊内注气量要较地面少，以防气管黏膜缺血性坏死（因高空低压会使气囊膨胀，压迫气管黏膜）。

三、后送转运的交接

患者到达接收目的地后，转运人员应与接收人员进行全面交接以落实治疗的连续性，交接的内容包括患者病史、重要体征、实验室检查、治疗经过、伤员的详细信息、伤员的检查结果或其复印件等、转运中有意义的临床事件、携带引流管或液体通道的伤员也需详细交接、特殊伤员如携带传染性病原体的伤员需要单独交接并详细说明病情、家属与伤员一同交接。交接后应书面签字确认。如尚未交接的伤员应采取首诊负责制，直到交接到下一位接收的医疗机构之前，转运人员需要一直陪护此伤员。当到达目的医院后，转运人员应与目的医院负责接收的医务人员进行正式交接。

四、后送转运人员的安全问题

实施转运的各类人员在转运过程中均存在人身安全风险，需为所有参与院际转运的相关人员购买相应的保险。实施空中转运的人员应经过专业安全培训，应避免由于培训不到位而导致的安全事故。

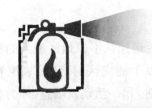

第七章
特殊环境灾害现场急救

我国位于亚洲东部、太平洋西岸,地处东半球和北半球,领土南北跨越的纬度近 50 度,相距约 5 500 km,大部分在温带,小部分在热带,没有寒带;东西跨越经度 60 多度,相距约 5 000 km,最东端的乌苏里江畔和最西端的帕米尔高原时差 4 个多小时。我国地形复杂多样,平原、高原、山地、丘陵、盆地五种地形齐备,山区面积广大,约占全国面积的 2/3;地势西高东低,大致呈三级阶梯状分布。西南部的青藏高原,平均海拔在 4 000 m 以上,是我国最大、世界最高的大高原,其特点是高峻多山、雪山连绵、冰川广布、湖泊众多、草原辽阔、水源充足。我国属季风性气候区,复杂多样的地形形成了复杂多样的气候,冬夏气温分布差异很大,冬季气温普遍偏低,南北温差近 50 ℃,夏季全国大部分地区普遍高温(除青藏高原外)。

我国各地频发各种灾害,救援时常面临各种特殊环境。机体为能适应新环境(如高温、低氧、失重及高压等)生存而产生的一系列适应性改变被称为习服。如人体长期在高温或低温的环境中居住、生活或工作,机体会对相应的环境温度逐渐适应而维持正常的健康状态,这种现象就称为对高温或低温的习服。发生在高原、高热和高寒等特殊环境的灾害,救援时需要对参与救援的人员进行针对性的习服训练,才能有效降低高原、高热和高寒等带来的不良影响,保证救援工作的顺利开展。

第一节　　高原地区医疗急救

医学上把海拔大于 3 000 m 的地方称为"高原",主要基于高原地区对人类生存所产生的影响考虑。我国高原地域广阔,多集中在西北地区,地形多以山地为主,医疗急救人员急进高原后,都会不同程度地发生高原反应。因此高原医疗急救具有其特殊性,高原地区灾害现场急救必须采取针对性措施,才能减少高原救援的非战斗减员,加强救援的时效性,提高救援质量。

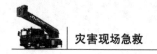

一、高原地区对救援的影响

1. 高原地区对人体的影响

高原地区对人体产生显著影响,尤其是灾害发生后迅速从平原地区进入的救援人员,如玉树地震救援人员由北京急进海拔 4 000 m 以上的灾区时,队员氧饱和度由 100% 跌到 70%,心率由 70 次/分钟上升到 130 次/分钟,稍一活动就喘息,体力显著降低,严重影响救援实施。救援人员特别是未经过适应性训练的人员,进入高原地区,由于对低氧环境缺乏适应能力,往往容易发生高原病。据统计,部队乘车进入高原地区,高原病发病率高达 64.4%~75.2%。急速初入高原的救援部队,在第 1 周时间内会集中、大量地发生高原病,发病急促,个别病情严重,因此救治任务十分繁重。

(1) 血液系统:进入高原后 2 小时,由于缺氧,机体开始产生过多的红细胞以适应缺氧环境,血红蛋白每星期升高 1.1 g,约 6 周后,机体血红蛋白将升高至原有水平的 1.4 倍,即 20 g 左右。发生高血红蛋白症的人员回到低海拔地区后,高血红蛋白会逐渐降到原有水平,并在继续下降 3 周后出现轻度贫血,随后血红蛋白水平还会上升至正常。因此,从高原回到低海拔地区后的 1 个月左右,不宜重返高原,否则,处于贫血状态下的人体更容易得高原病。

(2) 呼吸系统:由于氧气压力较低,人体会因缺氧而过度换气、通气。在海平面安静状态下,人体每分钟需要 250 mL 氧气(相当于吸入 5 L 的空气)在肺内进行气体交换。而在海拔 3 000 m 的高度,人体必须吸入 7.5 L 的空气,才能满足身体对氧气的需要。故急进高原的人员常感呼吸急促,尤其是进行体力活动后进一步加剧。

另外,高原的地理环境有利于慢性支气管哮喘的控制,这与治疗支气管哮喘所使用的低压氧舱原理相似,相当于在 2 000~2 500 m 高地区的压力。高原四季分明,湿度低,空气中臭氧含量低,太阳光辐射强度高等,这些都有利于哮喘患者的康复。事实上,当地居民就很少患有呼吸系统的疾病。

(3) 循环系统:由于缺氧,进入高原后人体情绪兴奋和轻微运动都会使心跳加速。初到高原,人体的晨脉(清晨初醒时的脉搏)较海平面水平高 20% 左右;10 天后,晨脉可降至原来水平,通过测量晨脉的变化程度和恢复到原有水平的时间,可以判断人体对高原的适应能力。

高原地区居民血液中胆固醇、甘油三酯水平较低,其冠心病、动脉硬化、高血压、糖尿病和肥胖等疾病的发病率显著低于平原地区。

(4) 生殖系统:男性在海拔 4 300 m 高度时,精子的数量和活动能力明显减少,而且异常形态的精子增加。回到低海拔地区,这种现象可以逐渐恢复正常。女性在海拔 4 300 m 高度时,痛经和月经失调发病率增加。高原地区常见自发性流产、早产及先天性畸形,是雪域高原人口出生率低下的原因之一。

2. 高原自然环境对灾害救援人员身体的影响

高原具有低压、缺氧、寒冷以及强紫外线辐射等特点,急进高原参与灾害救援人员轻者容易引起头晕、头痛、心悸、腹泻和失眠等高原反应,重者可发生高原肺水肿、脑水肿或呼吸障碍等危及生命,严重影响救援人员的作业效能和救援能力。

（1）缺氧、寒冷及紫外线等对救援人员的影响:从海平面到 100 000 m 的高空,氧气在空气中的含量均为 21%。然而,空气压力却随着海拔高度的增加而降低,由此导致空气稀薄,因此氧气压力也随之降低。据测算,在海拔 4 270 m 处,氧气压力只有海平面的 58%。所以,尽管氧气在大气中的相对比例没有变化,但由于空气稀薄,氧气的绝对量降低,由此导致机体缺氧。海拔高度每升高 150 m,气温下降 1 ℃。海拔高度每升高 1 000 m,气温一般下降 6.5 ℃。因此,高原地区的气温比同一纬度的其他地区更寒冷。高原的湿度较低,使人体排出的水分增加。据测算,高原上每天通过呼吸排出的水分为 1.5 L,通过皮肤排出的水分为 2.3 L,在不包括出汗的前提下,就达到同一纬度平原地区人体所有体液排出总和的 1 倍。玉树地震时,救援人员从平原地区快速到达海拔在 4 000～4 800 m 的玉树灾区,多数救援人员均发生了高原反应,轻者出现胸闷、气急、头痛、恶心、全身乏力,进食及活动后加剧,重则剧烈头痛、呕吐、呼吸困难,甚至发生肺水肿。部分人员需要吸氧以缓解症状。这些救援人员本身已发生高原反应,但还要完成搬运伤员、急救、手术等体力劳动,更进一步加重了高原反应,给救援人员的自身安全带来严重的威胁。同时大脑缺氧状态也会让救援人员对事物评估、判断造成偏颇,给救援工作带来了更大的困难和风险。

在海拔 3 600 m 高处,宇宙间的电离辐射、紫外线强度和对皮肤的穿透力是海平面的 3 倍。积雪时,这些射线通过强烈反射进一步增加对人体的影响,积雪可反射 90% 的紫外线,而草地的反射率仅为 9%～17%,故积雪时可导致人体遭受双重的紫外线辐射。

（2）低压、风沙等对消毒灭菌的影响:高压灭菌的原理是在密闭的蒸锅内,其中的蒸汽不能外逸,压力不断上升,使水的沸点不断提高,从而锅内温度也随之增加。在 0.1 MPa 的压力下,锅内温度达 121 ℃。在此蒸汽温度下,可以很快杀死各种细菌及其高度耐热的芽孢。玉树地区平均海拔 4 000～4 800 m,水的沸点仅为 80～85 ℃,因此无法达到高压灭菌的压力及温度要求。而化学灭菌又没有充足的灭菌剂,同时也达不到灭菌的要求,手术的无菌要求、术后的切口恢复面临巨大考验。加上玉树地震救援时,每日要经历春、夏、秋、冬 4 个季节的气温,为冰雹、大雪、高温、烈日交叉的天气;另外,玉树风沙大,房屋倒塌加重了尘土飞扬,加之各种救援车辆卷起风沙等影响,导致整个地区整天尘土弥漫,严重制约了手术等诊疗操作的开展,增加了感染发生率。

3. 高原社会环境对灾害救援的影响

我国西部高原地区多以少数民族为主,该地区由于特殊的地理环境,导致经济发展相对落后于东部、平原地区,科技水平、交通、社会发展等各方面均比较滞后,一旦发生灾害性事件,将对救援工作带来很大的影响。

（1）复杂辽阔地域地形的影响:高原地形多以山川地为主,交通严重制约着救援人员和救援装备进入灾区,更重要的是在最初的 72 小时黄金救援时间内,物资供应困难。高原地域辽阔,人口密度低,虽然伤员数量减少,但也不利于伤员集中诊治。如玉树地区幅员辽阔,人群居住分散,地震后伤员多住在临时搭建的帐篷内,与汶川地震中受伤人群的密集性形成鲜明对比,给救援队的搜救和集中救治带来一定的困难。

(2) 语言交流障碍的影响:高原地区少数民族与救援人员的语言交流障碍也严重影响救援效率和质量。除汉族外,西部地区以藏、回、土门巴、撒拉、蒙古、珞巴、夏尔巴等民族为主,大多数的患者只会藏语,不会普通话,制约了医患沟通,加大了救援工作的难度。

(3) 宗教信仰及民风民俗的影响:宗教信仰和民风民俗对救援工作也产生深刻影响。每个民族都有自己的文化,宗教作为文化的一种独特方式,宗教信仰及风俗的不同导致了灾害伤员对医疗急救的认知不同。如玉树地震时大多数的伤员认为地震所受的伤害不需治疗,多在自己搭建的帐篷内疗伤,不愿到医疗点就诊,或仅寻求藏医、喇嘛治疗。由于藏族特有的生活习惯,玉树地区的厕所为旱厕,经过烈日暴晒后散发出的阵阵异味吸引大量的蚊虫,从而给灾后疾病传播提供了条件;腐败的尸体或焚烧尸体弥漫的异味造成了环境的污染。另外,由于玉树县乡村地区田鼠横行,系鼠疫流行的重灾区,这给救援人员的自身安全造成了严重威胁,也给鼠疫传播创造了条件。

(4) 救援人员缺乏高原救援知识的影响:救援人员由于长期在平原工作,缺乏高原地区救治知识,尤其是液体的入量、输液滴速、高原反应的预防和治疗了解较少,也给救援工作的顺利开展带来了不便。

二、急性高原病

急性高原病是指从平原进入高原或由高原进入更高海拔地区时,由于高原低氧环境而引发的一系列症状的总称。急性高原病分为急性高原反应(又称急性轻症高原病,可依症状轻重分为轻、中、重度)、高原肺水肿和高原脑水肿(后两者统称为急性重症高原病),多发生于进驻高原后数小时或1~7天之内。人员快速进入海拔3 000 m以上高原时容易发生急性高原病。高原地区医疗急救中,救援人员的安全是灾害现场救援过程中的一个非常值得关注的问题,在我国玉树地震灾害救援中,救援人员发生的急性高原病成为影响救援的主要问题之一。

1. 急性高原病发生机制

高海拔疾病主要分布在高山、高原地区,多发生于进驻高原后数小时或1~7天之内,其发生率与进驻高原的海拔高度、进入高原的方式和速度,人员的劳动强度及心理、身体状况等有关。海拔越高,空气越稀薄,高山反应越严重,高海拔疾病发病率越高。从低地迅速进入高山的人群,当上升到海拔3 500 m处,部分人出现急性高原病;当上升到4 000 m处,则大部分或全部人出现急性高原病。高山肺水肿和高山脑水肿多发生在海拔4 000 m以上的高山、高原。

引起高原病诸因素的综合指标称为效应高度,效应高度不仅有地带性和地区性的差异,而且还有季节性差异。效应高度的总趋势是随着纬度的增加而降低,低纬度地区为3 000~3 500 m,中纬度地区为2 500 m,高纬度地区为2 000 m。与大气圈对流层的厚度从赤道向两极变薄和气候的纬度地带性变化有关。在分布有沼泽或埋藏有天然气地层的高山地区,经常有天然气逸出,在一定的地形部位和天气条件下,是急性高原病的诱因。急性高原病通常是冬季比夏季多,因为冬天严寒,体内氧的消耗量大,上呼吸道的感染多。

人们生活在海平面上的标准大气压为 760 mmHg,氧分压是 159 mmHg。随着地势的增高,气压也逐渐降低,肺泡内的气体、动脉血液和组织内氧分压也相应降低。当人们从平原进入高原地区时,常需要 2～3 个月的时间适应当地的低氧环境,才能生存并能进行一定的脑力及体力活动。如果不能适应高山低氧环境,则要发生高山病。有研究表明,当登山队员迅速登上 4 400 m 时(第 1～2 天),急性高原病的发生率相当普遍(67%)。据报道,急性高原反应在 3 628 名乘飞机到达西藏(海拔 3 600 m)的健康人中发病率是 57.2%,其中 12.07% 需要住院治疗。在从低海拔直接飞到 4 400 m 的士兵中有 15.5% 的高原肺水肿发生率。此外,疲劳和过度体力活动,也会增加高海拔疾病的发病率。

2. **急性高原病的临床表现**

(1) 急性高原反应临床表现:在短时间快速登到海拔 3 000 m 以上的高山或者是高原区久居的人,在平原上生活一段时间返回高原时都可出现头痛、头晕、心悸、气短、胸闷,严重者有食欲减退、恶心、呕吐、失眠、疲乏无力、腹胀、口唇发紫及面部浮肿等症状。严重者会出现感觉迟钝、情绪不宁、精神亢奋,思考力、记忆力减退,听、视、嗅、味觉异常,产生幻觉等,也可发生浮肿、休克或痉挛等现象。急性高山反应一般多发生在登山 24 小时以内,一般进入高原 1～2 周内就能适应当地的高山气候条件。

(2) 高原肺水肿临床表现:在急性高原反应的基础上,当到达海拔 4 000 m 以上则容易发生肺水肿,也可能在快速登上 2 500 m 时发病,所以在登山后 3～48 小时急速发病,也可延迟到 3～10 天才发病。症状如头痛、胸闷、咳嗽、呼吸困难、不能平卧、个别严重者可能出现尿少、咳嗽出现血性泡沫样痰,甚至神志不清,寒冷与呼吸道感染可加重缺氧,咳嗽或劳累也可为重要诱因。

(3) 高原性脑水肿临床表现:患者除早期高原反应症状外,伴有颅内压增高现象,剧烈头痛,呕吐,还可出现神志恍惚、抑郁或兴奋症状,个别患者出现抽搐以及嗜睡、昏睡至昏迷、脉率增快、呼吸极不规则、瞳孔对光反应迟钝、视神经盘水肿和出血等现象。

过去,在急进高原部队中急性高原病的发病率很高。西藏军区总医院于 1990 年和1991 年,对快速进入不同海拔高原新兵中急性高原病的发病情况调查显示:在海拔3 000 m 地区急性高原病的发病率为 56.47%;海拔 3 658 m 地区,发病率为 59.74%;海拔 3 900 m 地区,发病率为 87.63%;海拔 4 520 m 地区,发病率为 95.55%。随着高原医学研究的深入及高原部队卫勤保障能力和水平的提高,近年来进驻高原部队急性高原病的发病率显著降低。牛文忠等人于 2001 年,对快速进入海拔 3 900 m 高原新兵的调查显示,急性高原病的发病率已经降至 22.8%。

玉树地震救援中,北京急救中心参加玉树救援医疗队的有 78 名队员(北京本地海拔 20～60 m)。被调查者平均年龄(37.1±8.7)岁,其中男性 73 人,女性 5 人,1 人为蒙古族,1人为回族,其余均是汉族。被调查者中包括医师22人,护士2人,司机49人,行政人员6人。救援队员除1例患有2型糖尿病,1例患有高血压病外,其余均身体状况良好。急救中心在进灾区前两天给每位救援队员分发抗高原反应的中药红景天,队员根据自己意愿决定是否服用红景天,分为预防组和非预防组。北京急救中心医疗急救队是最先到达灾区的救援队之一。队员中有4人乘飞机从北京直接到玉树,74人乘火车耗时16天到西宁(海拔2 400 m),随后乘救护车驱车18天到达玉树。救援队在高原灾区实施救援工作13天,共转运患者311人,诊治患者518人。调查者分别在出发前和进入灾区后的第2天测定了救援队员静息时以及活动后30分钟的心率以及脉搏、氧饱和度。在调查问卷中,自我测评的症状主要分为5类:头痛、胃肠道症状和恶心、疲劳、头晕和胸闷、睡眠困难:每种症状的轻重程度评测分为0～3分,0分为没有此类症状,1分为轻度,2分为中度,3分认为该症状的严重程度已引起致残性后果。急性高原病(AMS)的诊断标准:海拔高度≥2 500 m+头痛+至少一个临床症状+评分≥3分。如果路易斯湖AMS评分≥5分或出现精神状态改变,救援者就会被要求从高原灾区撤离至西宁。结果:救援者救灾期间临时出现胸闷53例(67.9%)、头痛36例(46.2%)、头晕33例(42.3%)、气短28例(35.9%)、恶心23例(29.5%)、睡眠障碍13例(16.7%)、心悸13例(16.7%)、呕吐7例(9.0%)、咳嗽4例(5.1%)、胸痛3例(3.8%)。进入灾区前、进入灾区后静息和活动后心率分别为75.87次/分钟、87.45次/分钟、112.01次/分钟,救援者在进入高原后严重缺氧,血氧饱和度分别为98.51%、90.35%、79.33%。救援队员平均AMS评分为3.1分,29例(37.2%)达到重度AMS诊断标准。16例队员(20.5%)因发生中度至重度AMS(AMS评分≥5分)而提前撤离灾区。4名乘飞机从北京直接到达灾区的救援队员中,1人因严重高原反应提前撤离(25%);乘火车和救护车进入灾区的救援人员中,15人因严重高原反应提前撤离(20.3%)。虽然所有救援人员均出现不同程度的高原病相关症状,严重影响救援工作效率,但总体预后良好,随访1年也未出现不良事件。

三、高原地区医疗急救

由于高原年平均气温低,昼夜间温差变化大,夜间气温低,多暴风雪,气候瞬息多变,低氧低压易诱发高原病。根据不同海拔高原病发生率为10%～90%,严重者还可发生精神障碍。高原病不仅会影响后送人员的体力、后送速度,而且也增加了伤病员后送途中的危险。另外,高原地区地广人稀,人口相对较集中。同时,交通不便,特别是冬季降雪时期,若发生灾害,易造成交通隔绝、物资运输困难,无论自身救援还是外部组织抢救,都极为不便。加之高原地区多为少数民族居住地,由于语言不通,更增加诊断、治疗和救治难度。故高原地区医疗急救需要特别的应对技术,主要包括以下三个方面。

(一)救援装备

1. 救援人员个人装备

突发事件要求时效性较强,高原灾害救援更需要特别的个人装备。根据玉树地震和舟曲泥石流灾害救援的经验,医疗队员个人背囊里必备物品:① 个人三日用量内服药品,包括乙酰唑胺缓释片 500 mg * 6 片,氨茶碱片 200 mg * 9 片,硝苯地平片 20 mg * 9 片,红景天胶囊 2 瓶,地塞米松片 0.75 mg * 6 片,复方丹参滴丸 1 瓶,上述药品由药剂专业的队员负责配备和更换。② 个人外用物品,包括高原护肤霜(或防晒霜 1 瓶),墨镜 1 副,冻疮膏 1 瓶,驱蚊剂 1 瓶,派瑞松 1 支。③ 三日口粮,以高热高脂高能量食品为主,如高能压缩饼干,耐缺氧高能野战食品,2～3 块巧克力,大米 1 斤。④ 野战水源设备,如个人水源净化器等。⑤ 军刀 1 把,便携式手动发电手电筒 1 只,碱性电池应急手机电源 1 个,五号碱性电池 4 节,用于特殊条件下保持通信畅通,打火机 1 只。

2. 救援队携行物资与装备

高原救援除了常规救援物资外,以下物资应特别准备和加强:① 救援药材,需配备适合高原救援的部分药品,保障对从低海拔地区进入高原的救援人员发生高原反应的救治,如地塞米松、乙酰唑胺、氨茶碱、硝苯地平、红景天、复方丹参滴丸等高原用药;派瑞松、皮炎平等皮肤科用药;增加止血、抗休克和夹板、绷带等救援需求量大的装备;确保足够的灭菌手术器械包。② 制氧设备与氧气。③ 保暖物资。④ 营养物资,包括自热食品、耐缺氧食品、高能固体饮料和多维电解质泡腾饮片等。⑤ 高原低氧适用的发电机组。⑥ 高压锅及其他高压装置。⑦ 在应对地形复杂的高原地区灾害时,应注重车辆的维护和选择,例如选用履带式救护车等。

(二)医疗急救人员选择

高原救援需要专门的知识和技能,尤其需要针对高原特殊环境的身体适应能力,故针对高原地区的医疗急救队人员相对固定,无特殊情况不宜更换。救援人员一般不得超过 45 岁,以中级职称队员为主力,指挥员一般不超过 50 岁。必须身体健康,并定时进行体检,无高血压、心脏病、肺气肿、哮喘、气管炎等疾病或肝炎、糖尿病等基础性疾病,且近期没有感冒、头痛等身体不适状况。有高原经历者优先,以曾经在高原工作、生活或近期去过高原且高原反应不明显的人员为主要对象。除妇产科专业外,尽量以男性医师和男性护理人员为主。适当地增加少数民族队员,不但能减少语言障碍,还可保证依习俗救援,减少少数民族人员的戒备心理,增强沟通能力。优先挑选有高原医学背景知识、懂得高原地区损伤防治基本知识的队员。

(三)针对性训练

1. 高原医学理论知识学习

高海拔条件对于灾民救援产生的不利影响,创伤和继发性损伤是地震灾害后的常见病,目前,很少有文献报道关于高原地区或高海拔地区特殊条件下,大规模伤亡事件的灾害控制和管理。救援人员进入该地区之前应得到充分的高海拔地区相关医疗急救培训,否则,极有可能会对救援结果产生不利影响。因此,除基本的生命支持外,参与高原救援的人员应充分认识高原地区对人体的影响、人体急进高原面临的风险,通过相关理论知识学习,掌握各种高原地区损伤防治的措施,保证自身健康和救援效能,同时加强对驻地区域性以及高原地区流行病学的研究。

高原居民的生理参数正常值与平原地区居民不同。以血红蛋白为例,西藏地区藏族人平均血红蛋白浓度与低海拔地区的居民几乎一样,但要比非藏族其他当地居民低得多。而由于低气压影响,血气分析中 $PaCO_2$ 和 PaO_2 的正常值要比低海拔地区低一些。由于高海拔地区的低氧环境,伤者对于创伤和失血的耐受性也比在平原地区差得多。在相同程度的创伤和失血条件下,高原地区创伤性休克的发生会更早并且更加严重。另外,伤员发生肺水肿、心衰和多脏器衰竭(MODS)的风险也相对较高。

创伤救治技术在高海拔地区与平原地区不同。在高海拔地区,四肢活动性出血时止血带的使用要更加谨慎,并且使用时要更密切地监测和观察,以避免局部组织缺氧恶化。但迄今为止,对于高海拔地区灾害中发生的失血性休克、挤压伤、横纹肌溶解综合征和伤口感染等的治疗仍然缺乏循证医学结果,导致在地震后伤员的治疗更加复杂和困难。

2. 适应性运动锻炼

特别应强调在冬季寒冷的时间,安排稍微密集的训练,注重加强人装结合训练、体能强化训练、心理素质培养,并督促自行坚持耐力性训练。

3. 针对性习服训练

针对性习服训练可促进高原习服。首先,每天进行 3～5 次深慢呼吸,每次约 10 min;其次,通过佩戴口罩,佩戴空气呼吸器降其内部空气含氧量等方式开展缺氧训练;有条件的单位,可以利用减压舱反复间断缺氧训练,时间 30～60 min,每次间隔 1～3 天,如此多次重复后,所产生的习服能力在遇到再次缺氧刺激时,能够迅速建立对缺氧的习服。在海拔 2 530 m 左右人体高原反应发生率低于 10%。此阶段逐渐习服后,再度提升海拔到 3 400 m 左右的地区。经过 2 天习服后,人体的生理状态即可稳定,高原反应发生率较低,常年坚持训练,可大大降低高原病的发病率。定期组织(如每季度)一次突发事件应急拉动,可保持队员良好的应急状态,保证所有装备的完整和设备能正常运转,确保突发情况下能迅速拉动。保证充足的睡眠和良好的营养支持,以食高糖、高蛋白、低脂肪的食物为主,适当多饮水,多食新鲜蔬菜和水果,在缺乏新鲜蔬菜的地区,每日还需补充一定量的多种维生素。

四、高原地区医疗急救特点

高原地区灾害发生后,救援人员多数来自低海拔地区,这些人员在高海拔地区执行救援任务时,急性高山病不仅切实威胁着救援人员的健康和生命安全,同时也大大降低了救援行动的效率。灾害发生后,应立即采取措施以提高救援人员适应高原地区的能力。更重要的是,有必要制订一个适合在高原地区开展的特定救援预案。那些相对靠近灾区的本地人,包括医务人员和已经适应当地环境的志愿者,应优先选入最初的救援队,以确保救援人员的安全,提高其工作效率。

玉树地震救援是我国历史上最大规模的高原高寒地区医疗急救行动,也是最大规模的高原医疗急救行动。在玉树灾害的救援中,由于救援人员没有机会充分适应青藏高原高海拔和低气压等恶劣条件,使得急性高山病的发生率大大提高。此外,许多人在到达灾区的第一时间就立即开始执行营救转运和医疗护理等任务,多为繁重的体力劳动,并且在执行任务期间,缺乏足够休息或睡眠。救援人员的安全是灾害现场救援过程中的一个非常值得关注的问题。

（一）高原地区医疗急救原则

1. 抽调高海拔地区人员参与救援

在抽组高原地震灾害救援部队时应把握科学抽组的原则。在整体水平上,应尽可能就近抽调高原部队、居民参与救援。一方面这些人员长期生活在较高海拔地区,对高原缺氧寒冷的自然环境已经比较适应;另一方面这些人员距离灾区较近,能够较快地投入救援,从而最大限度地降低因时间延误给灾区民众造成的损失。与平原地区进入灾区的医疗队不同,此次玉树地震所在青海省格尔木市(海拔 2 808 m,距离玉树 750 km)派出的医疗队,当天从驻地格尔木出发,经过不冻泉公路、曲麻莱县,通过 30 小时的急行军抵达玉树藏族自治州结古镇,24 天接诊伤病员 2 729 例,收治 209 例,手术 30 台次,抢救危重伤员 27 例。这支队伍自我适应力强,所有队员均克服了高原反应、道路颠簸、气温严寒等重重困难,未发生非战斗减员,充分说明高原地区救援队的身体优势,平时注重加强队员自身身体素质和野外驻训锻炼的重要性。该医疗队每年组织队员到海拔 3 000 多米的地区进行高原适应性训练,提高队员抗缺氧、抗严寒的适应能力,加大队员的训练强度,进行身体耐受和负重训练,定期组织队员进行体能达标考核。

2. 急进高原人员实施救援原则

救援人员进入高原地区后,应先适应、后工作。应建立科学的卫勤组织制度,在救援医疗队中编组高原病专业医师并设置专门的高原病组室。同时设立高原病专家指导小组,做好巡查指导工作,并为救援指挥部的决策提供咨询。在可能参与高原灾害救援行动的救援队中,落实现有医务人员高原医学知识的普及和高原病救治技能的培训。救援行动中尽量落实合理的工作制度,宜采取轮班作业的方式,合理安排救援人员休息,保证睡眠时间,救援过程中避免单独作业,做到有计划、间歇性作业,避免长时间、剧烈作业,避免因过度劳累而诱发或加重急性高原病,救援人员一旦出现高原反应症状,应立即停止工作,并吸氧、休息。此外,救援中还应建立和落实急性高原病和上呼吸道感染等疾病的报告制度。最后,需要在高原灾害救援全程做好防治高原病的宣传工作,在救援人员中普及一定的高原医学知识,了解高原地区,以及进入高原后卫生保健的原则和高原病的防护方法,提高自我防护能力。还应当重视高原救援人员的心理疏导,克服不必要的恐惧、焦虑、悲观或无所谓情绪,使之以科学认真的态度对待高原地区和高原病,以积极平和的心态参与高原灾害救援。尤其是早期到达的救援队,一下飞机就要展开救援,来得越早任务也越重,没有任何过渡与休整时间,应特别遵守上述原则,确保救援人员的安全。

3. 尊重当地宗教和民俗

除语言沟通障碍外,医疗队对高原地区特殊的救援知识如输液量和输液滴速的控制、高原反应的预防和控制等也不如当地医院医生熟悉。应组建多民族救援队,并肩救援,利于解决语言障碍造成的救援工作障碍。玉树地震救援中采用了汉藏结合、并肩救援的运行手段,即与玉树县综合医院的医护人员紧密团结、并肩救援,形成"结伴"关系,融合他们语言熟练、与伤员容易沟通、丰富的高原救援知识和外来医疗队先进的诊疗设备、高超的救援水平、丰富的抗震救灾经验,达到有效救治。尊重高原居民宗教信仰及风俗习惯,构建和谐医患关系,由于藏族同胞的宗教信仰、民族风俗与汉族不同,其对疾病的认知、诊疗观念以及诊疗需求也不同。他们多认为地震所致损伤轻于骑马摔伤或其他外伤,可通过静养的方式治愈。与现代医疗相比他们更愿意寻求藏医或请求喇嘛治疗。为了促进救援工作顺利开展,应充分尊重患者的宗教信仰及风俗习惯,采取了主动进帐篷筛查、现场诊治的方法;为了做到有效沟通,积极与当地的学生合作;为说服患者接受诊疗或转往上级医院,加强与藏医和喇嘛的合作与沟通,通过他们搭建与患者有效沟通的桥梁,构建和谐的医患关系。

(二)急性高原病防治

急性高原病防治的原则是先期预防、早发现、早诊断、早干预、早治疗和科学下送。这需要建立全面的群防群控体系、完善的医疗后送体制。一旦发生地震等灾害,在积极实施救治、健康宣教、技术培训和高原病重症病例救治的同时,特别应及时明确分级救治和后送保障体系。

1. 急性高原病的预防性干预

一般情况下,防止急性高山病的最佳策略是在人体能适应的条件下缓慢升高海拔高度。但由于地震等灾害救援工作的紧迫性,这是不可能做到的。因此,预防性药物干预被视为一种替代方法。

(1)红景天:是预防高原疾病最常用的药材之一。其脱胎于传统中医药,药材成分包括红景天、银杏、党参等,被认为能够有效减少急性高山病的发生。但尚需进一步研究证实其预防效果。

(2)乙酰唑胺:用于防治脑水肿和消化性溃疡病,能减少脑脊液的产生和抑制胃酸分泌,可能与其抑制碳酸酐酶作用有关。乙酰唑胺作为高海拔疾病的预防和治疗药物已被广泛接受,尽管其理想剂量目前尚存争议。

(3)地塞米松:肾上腺皮质激素类药,可减轻和防止组织对炎症的反应,从而减轻炎症的表现。激素抑制炎症细胞,包括巨噬细胞和白细胞在炎症部位的聚集,并抑制吞噬作用、溶酶体酶的释放以及炎症化学中介物的合成和释放。可以减轻和防止组织对炎症的反应,从而减轻炎症的表现。地塞米松在高海拔疾病的预防和治疗上是有效的,并且在治疗中往往被用作乙酰唑胺替代药物。

总体而言,目前尚无能够有效和快速预防急性高山病的药物,特别是在突发灾害的救援中能够快速起效的药物。

2. 急性高原病防治

急性高原病,特别是高原肺水肿和高原脑水肿,起病急、进展快,病情复杂多变,早发现、早治疗是救治成功的关键。

（1）一般原则：进入高原者应先适应高山气压低、空气稀薄的环境，限制体力活动，行走不宜太紧迫，睡眠、饮食要充足正常，经常性地作短时间的休息，休息时以柔软操及深呼吸来加强循环功能及高度适应能力，平常应多做体能训练以加强摄氧功能。身体健康的人患高山病的危险较小，但不能保证在高海拔地区不出现高山病。在高海拔地区饮酒应特别小心，高海拔地区饮一杯酒精饮料的影响相当于海平面地区的两倍影响，酒精过多的表现类似某些类型的高山病。

一旦发生急性高原病，吸氧及降低高度是最有效的急救处理。轻度急性高原病除多饮水补充因出汗、呼吸加快和空气干燥损失的水分外，不需其他治疗，一两天后就会好转。服用布洛芬、饮大量的水有助于减轻头痛。如果症状更严重一些，可服用乙酰唑胺、地塞米松或其他药物。如果仍不能适应，则需降低高度，直到患者感到舒服或症状明显减轻的高度为止。急性高原病患者降低至平地后多数可缓解，但严重的患者仍需送紧急医疗下送治疗。

（2）高原肺水肿防治：除遵循高原地区医疗急救原则外，预防高原肺水肿的措施包括携带纯氧电动制氧机，保证需要吸氧的队员随时吸氧。高原紫外线照射强度大，皮肤丧失水分多，加上呼吸道水分丧失，要求队员大量饮水 4 000～6 000 mL/d，以大量补充水分，避免机体水、电解质失衡。寒冷和饥饿可加重缺氧，尤其是感冒后容易出现肺水肿，故要求队员注意保暖，提供生活饮食等后勤保障，一旦出现头疼、恶心、呕吐、腹胀等缺氧症状给予对症治疗。根据队员体力情况，科学轮换工作，每天队内巡视队员，及时输液、吸氧。

高原肺水肿可威胁生命，必须密切观察，卧床休息、给氧。如果无效，应将患者转移到低海拔地区，不要延误。心痛定作用很快，但只能维持几小时的疗效，不能取代把症状严重的患者转移到低海拔地区。一旦发生高原肺水肿，应早期给予吸氧，6～8 L/min；有肺水肿者可用 50%～70% 酒精吸入氧气，绝对卧床休息，注意保暖，防止上呼吸道感染，严禁大量饮水。立即给予速尿 20～40 mg 静推，或 40～80 mg 口服，2 次/天，应用 2～3 天，利尿期间注意补钾，观察脱水情况，有烦躁不安时可用少量镇静剂，也可采用氨茶碱 0.25 g 溶于 50%GS 40 mL，缓慢静脉注射以降低肺动脉压。口服强的松或静脉缓滴入氢化可的松，减少毛细血管渗透及解除支气管痉挛，有呼吸和心力衰竭的患者应立即采用相应的治疗措施，病情稳定后转到较低的海拔地区继续给予治疗。

（3）高原性脑水肿防治：高原脑水肿也可危及生命，治疗首先连续给吸 95% 的氧气和 5% 的二氧化碳，清醒后仍应间断给氧，用地塞米松、50%GS、甘露醇、速尿、细胞色素等治疗，减轻脑水肿，降低脑细胞代谢，提供足够能量促进恢复，可使用中枢神经系统兴奋剂，如洛贝林、可拉明等，注意维持水电解质平衡、防治感染。如果病情加重，应转移到低海拔地区。如果病情恶化，延误转移到低海拔地区，可能导致生命危险。如果不可能转移到低海拔地区，可用增压装置治疗严重高山病患者，相当于降低海拔高度的这种装置（高压袋）是由用轻型纤维制成的袋或帐篷和一个手动泵组成。把患者放入袋中，密封后用手动泵向袋中加压，患者在袋中停留 2～3 小时。通过这种方法补充氧气同样是一种有效的临时措施。

（三）高原地区灾害后疾病防疫

高原地区灾害后卫生防疫工作坚决贯彻"预防为主"的方针，根据当地灾情和疫情采取具体有效的防疫措施。

1. 控制和消灭传染源

要及时报告传染病，并对患者进行隔离。在发现传染病例后，对患者隔离的同时要及时将疫情报告救灾指挥部及当地有关部门。灾害后，灾区的尸体处理是避免污染水源、控制传染病暴发的关键，应按相关规范处置尸体。玉树地区是鼠疫高发地，加之地震使环境遭到严重破坏，导致人与疫源动物及媒介的接触发生变化，存在造成鼠疫流行的风险，故需要实施灭鼠、灭蚤，监测和控制鼠间鼠疫。患者分泌物与排泄物应彻底消毒或焚烧。死于鼠疫者的尸体应用尸袋严密包套后焚烧。严格隔离鼠疫患者，患者和疑似患者应分别隔离。腺鼠疫隔离至淋巴结肿完全消散后再观察 7 天。肺鼠疫隔离至痰培养 6 次阴性。接触者医学观察 9 天，曾接受预防接种者应检疫 12 天。

2. 切断传播途径

首先是做好饮食、饮水卫生监督。救援人员饮用水一律使用自带瓶装矿泉水，食物以自带的自热食品、压缩饼干、方便面等为主，一方面基本保证营养热量供给，另一方面安全卫生。每隔几日可吃到的少量新鲜水果蔬菜一律以专用洗涤剂洗净，水果削皮，蔬菜炒熟或煮熟食用。因缺乏检疫条件，规定一律不得食用当地肉食。其次是做好环境卫生监督。注意从水源、粪便、垃圾、营区洗消、医院和灾民聚居地消毒等方面主抓环境卫生。生活用水必须进行水质消毒后方可使用。为保证救援人员健康，可使用瓶装矿泉水漱口，同时我们定期用检水检毒箱对当地水质进行检测，以评估用水安全。若使用的是自挖简易厕所，无冲水设备及下水道，很容易造成粪便堆积、微生物滋生而污染环境、传播疾病，可每天用 2 000 mg/L 含氯消毒液进行喷洒消毒，然后用土覆盖。每日产出的垃圾经无害化处理后深埋。救援队居住地每日用 1 000 mg/L 含氯消毒液喷洒消毒，医疗环境每日进行随时和终末消毒，以保证救援人员所在环境的卫生安全。对周围及巡诊所到难民营的水源、垃圾等进行常规消毒处理，以阻断疾病传播。

3. 保护易感人群

大力开展健康教育，使救援人员普及卫生知识，正确理解卫生防疫工作方针，从而自觉遵守各项卫生制度，积极参加各项卫生活动。对当地灾民的健康教育是使灾民普及基本卫生常识，养成良好的卫生习惯，减少疾病发生。高度关注当地卫生信息及疫情通报，及时准确掌握灾区疾病种类、数量发布等情况，为采取相应有针对性的措施提供了客观依据。

对进入疫区的医护人员应做好个人防护，如接触患者应预防用药，可口服磺胺嘧啶，每次 1.0 g，每日 2 次，亦可用四环素，每次 0.5 g，每日 4 次口服，均连用 6 天。

预防接种的主要对象是疫区及其周围的人群及参加防疫、进入疫区的医务人员。使用鼠疫活苗，6 岁以下 0.3 mL，皮下 1 次注射，15 岁以上 1 mL，7～14 岁 0.5 mL，也可用划痕法：15 岁以上在上臂外侧滴菌苗 3 滴,滴间距 2～3 cm,7～14 岁 2 滴,6 岁以下 1 滴(菌苗浓度与注射者不同),在每滴菌苗上各划"♯"字痕。通常于接种后 10 天产生抗体,1 个月后达高峰,免疫期 1 年,需每年加强接种 1 次。

　　同时,应坚持"标准预防"的原则,即要求无论何时接触血液、体液、分泌物、排泄物等,均应看作是有传染性的,必须采取相应的防护隔离措施。在救援过程中,队员严格坚持标准预防原则:上班时间必须穿白大衣,佩戴口罩、帽子、一次性手套;医护人员每人配备快速手消毒剂,每次操作或接触患者后立即使用快速手消毒剂进行手部消毒;针头、刀片等利器使用完毕直接投入简易利器盒(空矿泉水瓶)中,防止利器损伤;手术器械、外科操作器械使用后严格消毒、灭菌;医用垃圾与生活垃圾严格分离,分别进行焚烧无害化处理等。不论是救援人员还是当地居民,均应补充营养,增强机体免疫力。实施队员轮换,保存救援人员体力,一般而言,实施 2 周左右救援体能消耗已达极限,如果继续工作,随时有可能发生各种疾病,因此实施队员轮换以减少患病机会,保证队员身体健康,保持救援人员旺盛的战斗力。

第二节　高热地区医疗急救

　　气温、气湿、气流和辐射的综合影响,可引起人体体温升高的环境称为热环境。热环境分为干热环境和高温高湿环境。干热环境主要指沙漠地区,受伤后体液丧失较其他环境快,特点是气温可达 40～50 ℃,湿度在 20% 以下,例如我国西北的戈壁沙漠地区。高温高湿环境的气候特点与干热环境明显不同,气温高、热期长、日辐射强、夏季雨量充沛,林木茂盛,地面有水面积较多,又受海风影响,平均气温高,极限温度可达 38～41 ℃,空气湿度大,夏季可达 85%～98%。我国长江以南地区,包括江苏南部、浙江、广东、广西、福建、海南、南海诸岛、台湾、台湾海峡地区、云南南部和西南部海拔 1 500 m 以下的谷底属于热带地区,气温高,湿度大,属高温高湿气候。太阳辐射和热辐射是热环境的重要致热因素。在某种灾害性事件发生在高热地区时,高温不仅对需要被救援的伤员,而且对救援人员都具有很大的影响。由于强烈的肌肉活动大量产热,必须大量散热才能维持人体的热平衡。但炎热的外环境使机体散热困难,甚至被迫接受大量的外加热,即辐射和热对流,可引起一系列的生理应激反应,从而对人体产生一系列的影响,为救援工作带来了很大的困难。此节主要介绍高热地区的气候特点对人体的影响及救援的重点。

一、高热地区对救援的影响

(一)人体散热过程

　　人保持一定的体温,是进行新陈代谢和正常生命活动的重要条件。体温正常范围:正常人口腔温度为 36.5～37.2 ℃,腋窝温度较口腔温度低 0.3～0.6 ℃,直肠温度(也称肛温)较口腔温度高 0.3～0.5 ℃。维持体温的正常,是通过下丘脑体温调节中枢调

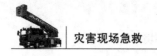

控产热与散热达到平衡。

1. 机体产热

机体安静时的主要产热部位是机体深部,如躯干肌肉、内脏器官及脑组织等,劳动或运动时产热的主要部位为肌肉。

2. 机体散热

机体的主要散热部位是皮肤,可通过辐射、传导和对流以及蒸发等物理方式散热。在我国大部分地区,除酷暑季节外,通常外界气温低于机体表层温度,在此种条件下,大部分体温可通过皮肤的辐射、传导和对流等方式散发于外界,一小部分则随呼吸、尿、粪等排泄物而散发。

(1) 辐射:将热能以热射线(红外线)的形式传递给外界较冷的物体。辐射散热量同皮肤温度与气温的温度差以及机体有效辐射面积等因素有关。

(2) 传导:将热能直接传递给与身体接触的较冷物体。

(3) 对流:将热能传递给同体表接触的较冷空气层使其受热膨胀而上升,与周围的较冷空气相对流动而散热。人体周围总是绕有一薄层同皮肤接触的空气,人体的热量传给这一层空气,由于空气不断流动,对流便将体热散发到空间。空气对流是传导散热的一种主要形式,风速越大,对流散热量越多,反之越少。液体对流是传导散热的特殊形式,低于体温的循环流水可以较快使体温下降,相反,高于体温的流水可以使体温较快升高。

(4) 蒸发:当外界温度等于或超过机体皮肤温度时,辐射、传导和对流等散热方式停止作用。此时蒸发成为唯一的散热形式。每克水蒸发时可吸收 0.58 千卡的汽化热。常温下体内水分经机体表层透出而蒸发掉叫作无感蒸发,其量每天约为 1 000 mL,其中通过皮肤的约 600~800 mL;通过肺和呼吸道的约 200~400 mL。一般在环境气温升到 25~30 ℃时,汗腺即开始分泌汗液,称为出汗或显汗,即可感到蒸发。

辐射、传导、对流三种形式散发的热量约占总散热量的 75%,其中以辐射散热最多,占总散热量的 60%。散热的速度主要取决于皮肤与环境之间的温度差。皮肤温度决定于皮肤的血流量和血液温度。皮肤血流量主要受交感肾上腺系统的调节。皮肤温度越高或环境温度越低,则散热越快。当环境温度与皮肤温度接近或相等时,上述三种散热方式效果显著下降。正常人在下丘脑体温调节中枢的作用下,使产热与散热动态平衡,一旦这种平衡打破,即体温调节中枢失控,或产热增加,或散热障碍,就可出现中暑。

(二) 人体高热时的散热

1. 高热时散热方式

环境气温等于或高于体温时,汗和水分的蒸发即成为唯一的散热方式。出汗是人类和有汗腺动物在热环境中主要的散热反应。在高温环境中,人体体温出现不同程度的增加,皮肤温度迅速升高,为维持正常体温,通过以下两种方式增强散热的作用。如环境温度高于皮肤温度,则机体反而要从环境中吸热。

（1）辐射对流散热：在高温环境中，体表血管反射性扩张，皮肤血流量增加，皮肤温度增高，通过辐射和对流使皮肤的散热增加。

（2）蒸发散热：汗腺增加汗液分泌功能，通过汗液蒸发使人体散热增加，1 g汗液从皮肤表面蒸发要吸收600千卡（2.51兆焦耳）的汽化热。人体出汗量不仅受环境温度的影响，而且受劳动强度、环境湿度、环境风速因素的影响。

在高气温、强辐射和高气湿为特点的高温环境中作业时，作业人员辐射、传导和对流散热困难，散热只能依靠蒸发来完成；高热环境条件进一步恶化时，蒸发散热也受到阻碍。

2. 高热对机体的影响

（1）水盐代谢：在常温下，正常人每天进出的水量约为2～2.5 L。在炎热季节，正常人每天出汗量为1 L，而在高温下从事体力劳动，排汗量会大大增加，每天平均出汗量达3～8 L。由于汗的主要成分为水，同时含有一定量的无机盐和维生素，所以大量出汗对人体的水盐代谢产生显著的影响，同时对微量元素和维生素代谢也产生一定的影响。当水分丧失达到体重的5％～8％，而未能及时得到补充时，就可能出现无力、口渴、尿少、脉搏增快、体温升高、水盐平衡失调等症状，使工作效率降低。

（2）消化系统：在高温条件下作业时，体内血液重新分配，皮肤血管扩张，腹腔内脏血管收缩，这样就会引起消化道贫血，可能出现消化液（唾液、胃液、胰液、胆液、肠液等）分泌减少，使胃肠消化过程所必需的游离盐酸、蛋白酶、脂酶、淀粉酶、胆汁酸的分泌量减少，胃肠消化功能减退。同时大量排汗以及氯化物的损失，使血液中形成胃酸所必需的氯离子储备减少，也会导致胃液酸度降低，从而导致食欲减退、消化不良以及其他胃肠疾病。由于高温环境中胃的排空加速，使胃中的食物在其化学消化过程尚未充分进行的情况下就被过早送进十二指肠，从而使食物不能得到充分消化。

（3）循环系统：在高温条件下，由于大量出汗，血液浓缩，同时高温使血管扩张，末梢血液循环的增加，加上劳动的需要，肌肉的血流量也增加，这些因素都可引起循环血量不足，心动过速，而每搏心输出量减少，加重心脏负担，有时甚至出现血压下降。

（4）神经系统：在高温和热辐射作用下，大脑皮层调节中枢的兴奋性增加，由于负诱导，使中枢神经系统运动功能受抑制，因而，肌肉工作能力、动作的准确性与协调性、反应速度及注意力均降低，易发生各种事故。

此外，高温可加重肾脏负担，还可降低机体对化学物质毒性作用的耐受度，使毒物对机体的毒作用更加明显。高温也可以使机体的免疫力降低，抗体形成受到抑制，抗病能力下降。

3. 高温高湿环境对人体的影响

高温高湿环境下，人体不仅受温度的影响，更重要的是受湿度的影响更大。所谓"湿度"是指空气的潮湿程度，它表示空气中的水汽含量距离饱和的程度，用相对湿度百分比来表示。在一定温度下空气中的相对湿度越小，水分蒸发越快。任何气温条件下，潮湿的空气对人体都是不利的。在高温炎热的环境中，相对湿度越大，人体越感到不舒

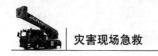

服。当气温高于28 ℃,相对湿度大于80%时,体内的汗液不能迅速蒸发散热,使人体感到不适。若连续几天闷热天气时,甚至会出现憋闷烦躁、头晕乏力等症状。一般而言,对人比较适宜的相对湿度为40%~50%,温度为25 ℃。

在相当干燥的空气中,健康人能在50 ℃的环境中待上两个小时,在70 ℃的环境中能待上15分钟,在100 ℃的环境中待上1分钟,而不受任何损害。但如果在45 ℃的湿空气中待上1小时,就会发生中暑昏迷。当气温和湿度达到某一界限时,人体的热量散不出去,体温就要升高,以致超过人的忍耐极限,可导致死亡。

二、高热环境灾害救援

在高热环境中遭受灾害时,不论是受灾民众,还是救援人员,均应防止发生中暑,应加强防中暑宣传教育,提高民众自我保护能力,了解中暑先兆,及时纳凉、休息,以免产生中暑。

(一)一般措施

1. 做好重点单位的防暑工作

对于高热环境中的作业人员或受困、受伤人员,应加强防中暑措施,适当减轻劳动强度,缩短作业时间,防止过度疲劳,提供充足饮料,保证足够睡眠,发现中暑先兆者要及时处理,以保证炎热气温下必需的工作能顺利进行。

2. 补充足够水分和营养

高热环境中作业,能量的消耗却要比常温环境下工作时增加10%~30%,应充分补充。在高热环境中人体为了散热而产生出汗等生理反应,每人的出汗量因环境温度、劳动强度与个体素质而异。最多时1小时的出汗量可达1.5 L,1天可达10 L以上。由于汗液中99%是水分,还包括氯化钠等无机盐,大量出汗可引起水、电解质大量丢失,导致脱水、电解质紊乱,甚至循环衰竭,即中暑,故对高温环境中作业者,必须注意多饮水,必要时输液,以补充水和电解质。重劳动8~9 L/d,中等劳动6~7 L/d,轻度、短时间劳动5 L/d,休息时4 L/d。大量出汗还可导致大量水溶性维生素丢失,如每天排汗5 000 mL,可丢失维生素C 50 mg,其他还包括维生素B_1和B_2,虽然此时正常从尿液中排出的水溶性维生素量减少,但高温环境中作业人员应补充足够水溶性维生素。

3. 开展灭蚊、蝇、跳蚤行动

蚊、蝇、跳蚤等昆虫是疟疾、乙脑、菌痢等传染病的重要传播媒介,应每日在救援人员居住营区、医院及所到难民营喷洒杀虫剂,消灭蚊、蝇等昆虫。

(二)针对性热习服训练

热习服,也称热适应,是指机体在长期反复的热作用下,可出现一系列的适应性反应。表现为机体对热的反射性调节功能逐步完善,各种生理功能达到一个新的水平。早期发现经过训练而未对高温暴露过的赛跑运动员非常耐热,并称之为"热习服"。后来研究进一步发现,在非高温的环境中,通过阶梯运动等体力锻炼方法,也能使未热习服者的耐热能力显著提高。

热习服者在热环境中劳动、救援时，表现为出汗多、心率低、体温低等特点，比未经过热习服者的热耐受能力高。以往研究表明，受过热习服者，不但热运动时的体温比未热习服者低，常温下热习服者运动后的安静基础直肠温度也比运动前低。Strydom 的研究发现，热习服者运动后的心率比运动前平均低 14 次/分钟左右。皮肤表面汗液蒸发带走大量的体液，蒸发散热增加机体耐热能力，尤其在高温高湿环境里，蒸发散热成为机体唯一的散热途径。因此，大部分热习服研究观察了受试者运动前后机体出汗的敏感性和热运动时的出汗量的变化。研究表明，热习服者、未热习服者和不耐热者在高温高湿环境中运动后的出汗率和热运动出汗率呈正相关关系。

通过在炎热气候下一定强度和一定时间的劳动或体育活动的锻炼，人体对热环境会产生一定的耐受力，表现为循环功能增强、心率减慢、血压稳定、出汗增多、汗液中盐丢失减少、体温和皮肤温度上升变慢等，有助于提高高热环境中作业时的防中暑能力。热习服锻炼可以在户外自然环境进行，也可以在人工气候室进行。

另一方面，热习服的获得可减缓高温高湿环境下伤后组织病理变化，热习服锻炼对机体在高温高湿环境下的损伤有保护作用。在高温高湿环境中应尽可能预先进行耐热训练，以获得热习服，尽量减少或减缓创伤后组织再损伤。同时，热习服使得损伤的感染时限推迟，利于在创伤情况下争取后送时间。

因此，救援人员和伤员通过热习服同样可以改善热适应能力，可能参与高热地区医疗急救的人员，平时应进行必要的热习服和热适应轮训，灾害发生时进入救援地区前进行进一步的热适应，有助于在高温高湿环境下提高卫勤保障能力，减少非战斗减员，增强人员受伤后的机体整体耐受能力。

三、高热地区医疗急救特点

（一）中暑及其防诊治

中暑是由高温环境引起的，以体温调节中枢功能障碍，汗腺功能衰竭和水、电解质丢失过多为特点的疾病。中暑是热带、亚热带地区灾害发生后的常见病、多发病，给灾区人员健康和救灾带来极大的危害，特别是炎热的夏季，中暑将是二次打击。汶川大地震在震中发生近 8 000 例不同程度中暑患者，死亡 10%，以老年人、受伤者和重体力劳动人员的中暑发生率最高。

灾害救援人员常见中暑，年发生率 1.0%~3.7%，约有半数病例发生在 4~9 月，平时多为散发性，有时可成批发生。由于对灾区亚热带气候不适应，救援人员的中暑发生率高达 35.3%~60.0%，运送救灾物资和伤病员的军工连，在烈日的暴晒下，负重 60 kg，行进在茅草丛中，坡度 60 度，中暑发生率高达 90%，北方籍的发病率比南方籍的高 6 倍，多数发生在气温高于 30 ℃环境，长时间持续高温，导致体温升高，或是由于强体力劳动时体内产热急剧增高，导致循环代偿调节功能衰竭所致。

根据发病机制和临床表现不同，中暑可分为中暑高热、中暑衰竭、中暑痉挛和日射病。

1. 中暑发生机制

环境高温是致病原因,人体调节体温的能力是有限的。当进行强体力劳动时,体内大量产热,若此时环境温度很高、湿度又大,而且通风不良,机体散热效率便大为降低,出现体内聚热现象,体温因此上升,人体可因过高温度而发生中暑。高体温还可进一步加速体内各种代谢过程,耗能进一步增加。最后引起体温调节中枢功能衰竭、意识丧失以及循环、呼吸功能衰竭。

在高温环境中作业引起大量出汗时,机体丧失大量水分和氯化钠,水分的丢失,可导致高渗性脱水,循环障碍而发生热衰竭。丢失盐过多而补盐不足可引起肌肉(腹肌和腓肠肌)痉挛,即热痉挛。当体温调节中枢功能衰竭时,汗腺功能障碍,排汗减少又可加重高热,甚至危及生命。

在高温环境中,血液循环和汗腺功能对体温调节起主要作用。高温超过一定限度,产热量大于散热量时,体温调节中枢失控可突然出现高热而发生热射病。此时,汗腺功能发生障碍,出汗减少可加重高热。高温对中枢神经系统有抑制作用,导致注意力不集中。对外界反应迟钝,肌肉工作能力降低,动作准确性和协调性差。由于散热的需要,皮肤血管扩张,血液重新分配,同时心排血量增多,回心血量减少,心动过速,结果心脏负荷加重,最终导致心功能下降,心排血量降低,输送到皮肤血管的血液量减少而影响散热。出汗是高温作业中的主要散热途径,一般认为一个工作日的出汗量高达 6 升为生理最高限度,而汗中氯化钠含量约 0.3%~0.5%,因此,在高温下作业时,大量出汗伴有盐的丢失。丢失水分过多可引起循环障碍而发生热衰竭。丢失盐过多和补盐不足可引起肌肉痉挛而发生热痉挛。高温引起血液重新分配,使消化道血液量减少、胃蠕动减弱、胃液分泌减少而影响食欲。同时为了解渴而大量饮水,加上出汗丢失大量氯离子,胃酸度降低,可引起消化不良和其他胃肠道疾病。高温时出汗多和心排血量降低,可使肾血流量减少,肾小球滤过率下降,导致肾功能减退。高温时谷草转氨酶、谷丙转氨酶、乳酸脱氢酶、肌酸磷激酶增高,甲状腺素分泌减少。体温大于 42 ℃时,蛋白质可变性。体温超过 50 ℃时,数分钟后所有细胞均死亡。

2. 中暑诊断

(1)中暑临床表现:患者可发热,乏力,皮肤灼热,头晕,恶心、呕吐、胸闷,烦躁不安,脉搏细速,血压下降,重症者可有头痛剧烈、昏厥、昏迷、痉挛。过多地出汗未及时补充含盐液体可引起中暑、热衰竭、疲乏、虚弱和焦虑,脉缓弱,血压低,皮肤冷而苍白,意识障碍,继之出现休克。核心体温在 38.3~40.6 ℃之间。长时间站立于高温环境促发的轻度中暑(因血液淤积于热扩张的下肢血管)的症状为亚正常体温和单纯性昏厥,可出现短暂、间歇的四肢骨骼肌的痛性痉挛,阵发性发作不超过数分钟,能自行缓解。当腹壁肌、肠平滑肌和膈肌受影响时,可类似急腹症表现,体温正常或低热,呼吸频率可以加快。引起循环虚脱的中暑衰竭短时间里较难与胰岛素休克、中毒、出血或外伤性休克相鉴别。通常根据高温环境暴露史,无液体补充或补充不足,排除其他原因以及对补液治疗的反应可做出正确的诊断。除非长时间循环衰竭,中暑衰竭通常是短暂的,预后较好。

（2）诊断：出现上述临床表现，结合实验室检查可做出诊断。测定血钠可以降低、血液浓缩。血清谷丙转氨酶及谷草转氨酶增高，乳酸脱氢酶活性增高，尿常规见蛋白尿及管型尿、血尿素氮升高，酸中毒，血 pH 降低，血钠和血钾降低，血白细胞升高。脑脊液压力增高，细胞数及蛋白质增多。

在临床上，中暑衰竭、中暑痉挛、日射病和中暑高热可同时存在，不能截然分开。

① 中暑衰竭：口渴很可能是第一个症状，接着是食欲不振、头痛、头昏、脸色苍白以及类似感冒的感觉（包括恶心及呕吐）。在更严重的情况下，甚至出现心跳加速、注意力涣散。过多地出汗但未及时补充液体而可引起中暑衰竭伴疲乏、虚弱和焦虑。接着发生循环虚脱而可见缓慢而纤细的脉搏；血压低而不易测知；皮肤冷而苍白；精神障碍，继之出现休克样神志不清。核心体温在 38.3～40.6 ℃之间。

② 中暑痉挛：在高温（＞38 ℃）环境下，当出汗过多液体丢失而仅仅补充水时，体力活动后可发生中暑痉挛。起病常突然，首先四肢肌肉受累，剧烈疼痛和腕足痉挛而使手足无法活动。常常是发作性的，痉挛性肌肉感觉呈硬结状。若痉挛仅累及腹肌，疼痛可类似急腹症。生命体征通常正常。

③ 日射病：如果出现中枢神经系统症状则要考虑日射病，早期可精神沉郁，四肢无力，步态不稳，共济失调，突然倒退，目光凝视，眼球突出，有的全身出汗，随病情进展呈现心血管运动中枢、呼吸中枢、体温调节中枢紊乱甚或麻痹症状，心力衰竭，静脉怒张，脉搏细弱，呼吸急促，呈毕奥氏呼吸或陈—施氏式呼吸，有的体温上升，皮肤干燥，汗液分泌少或无汗，兴奋不安，剧烈痉挛或抽搐，可迅速死亡。

3. 中暑的急救

在灾区经常发生中暑。一旦发生，必须及时进行急救，因为如果没有及时处理，或中暑本身未被重视或处理过迟，中暑可能导致死亡，有时中暑衰竭及中暑两者不易区分。当发生中暑衰竭，应在 30 分钟内自行救助，或进行急救。因此特别介绍送医前的简易急救方法。

（1）泼水：为患者泼水，而不是让他浸入冷水中。泼在皮肤上的水，蒸发较快，以增加降温的效率。

（2）冷气装置：如果可能，将患者移到有冷气设备的地方。

（3）补给水分：假如患者仍有意识，应提供饮料，水是最佳选择。

（4）敷冷毛巾：用冷毛巾湿敷患者，效果比让患者浸泡冷水还好。

4. 中暑治疗

热衰竭和热痉挛患者应及时转移到通风阴凉处休息，热痉挛患者口服凉盐水和含盐饮料或静滴生理盐水，可迅速好转。有循环衰竭者可静脉补给生理盐水并加葡萄糖液和氯化钾。一般患者在 30 分钟至数小时内即可恢复。日射病患者立即移至阴凉处，头部及颈两侧置冰袋或冰帽，冷水湿敷治疗。按脑水肿处理，20％甘露醇 1～2 g/kg，4～6 小时重复一次，对症支持疗法。中暑高热如不及时采取有效的抢救措施，死亡率可高达 5%～30%。

(1) 物理降温:可实施 4 ℃水浴法,即除头部外浸入全身,使热能散发于冷水中,但不适宜危重病例与昏迷、休克、心衰患者。将患者置于空调室中,25 ℃左右室温,在头部、颈二侧、腋下、腹股沟大动脉附近放冰袋,同时用冰水擦洗全身,不断摩擦四肢使皮肤发红,防止皮肤血流瘀滞,降温过程中注意体温、血压、心率,肛温下降至 38 ℃左右时暂停降温。无空调设备时用风扇散热,注意环境降温,室中洒冰水、放冰块,农村可用井水或泉水擦洗身体,体表盖以湿毛巾,促进散热降温。高热危重者,采用动脉内向心快速输入冷盐水降温法,用动脉输液器以 200 mmHg 压力在短时间内从动脉输入 11 ℃的 5%葡萄糖盐水 1 000～1 500 mL,可立即改善周围循环衰竭,减少死亡率,该方法临床上较少使用。

(2) 药物降温:与物理降温同时进行效果更好。氯丙嗪 25～50 mg 加入 5%葡萄糖或 0.9%氯化钠溶液中静滴 1～2 小时,如 2 小时后无效可重复一次。氯丙嗪药理作用有抑制大脑皮质及下丘脑、扩张血管、加速散热、抗痉、降血压作用,必须密切观察血压、神志和呼吸,如进入深度昏迷、呼吸抑制、血压明显下降(收缩压 90 mmHg 以下时)则停药。肛温降至 38 ℃时应暂停,体温回升时可重复应用。有心血管疾病者应慎用。

(3) 维持循环功能:不论高动力性循环型或低动力性循环型心力衰竭均应少量使用洋地黄。休克时尽量行中心静脉压监护,静滴含乳酸钠林格液和 5%葡萄糖氯化钠溶液,纠正酸中毒,并给氧和应用激素。低动力型心衰用异丙肾上腺素,退热前不宜用缩血管药物。如血压仍不升者可静滴多巴胺或多巴酚丁胺 20 μg/(kg·min),可使心排出量增加,血压上升,也可用多巴胺和间羟胺合用,酚妥拉明 5～30 μg/kg 或硝普钠 1～2 μg/(kg·min)静滴。效果不满意时,尽早辅助循环,行主动脉内气囊反搏或体外反搏术。

(4) 保持呼吸道通畅:充分供氧,危重者用高压氧疗法,但可引起肺、脑血管收缩,心排出量减少,宜加用异丙肾上腺素或酚妥拉明。

(5) 防治脑水肿:除降温外应迅速降低颅内压,静滴 20%甘露醇、糖皮质激素、人体白蛋白和心衰时选用静注呋喃苯胺酸(速尿),抽搐时用氯丙嗪或安定。必要时行人工呼吸器使氧分压维持在高水平。

(6) 防治肾脏损害:少尿、无尿时经补液、应用速尿无效者,如中心静脉压不超过 20 cmH_2O 时可用甘露醇。一旦确诊为急性肾功能衰竭应及早进行腹膜透析或血液透析。应常规检查肌红蛋白尿,早期应用甘露醇可预防。

(7) 防治肝功能损害:除降温外给予保肝药物,早期应用皮质激素、极化液(GIK)等。肝昏迷者给予谷氨酸钠(钾)或盐酸精氨酸。

(8) 防治弥散性血管内凝血(DIC):除应用小剂量肝素外,同时补充鲜血、血浆、血浆凝血酶原复合物、纤维蛋白原和浓缩血小板。

(9) 纠正水、电解质和酸碱平衡:多数有轻度高渗性脱水,静滴 5%葡萄糖氯化钠溶液或乳酸钠林格液,血容量低时应用全血、血浆或冷冻鲜血浆。禁用低分子右旋糖酐,以免加重出血倾向。代谢性酸中毒时静滴 5%碳酸氢钠。无尿有高血钾时或明显尿毒症者应及早腹透或血液透析。

5. 预防

灾区救援人员进驻热带灾区前应制订防暑计划,做好防暑降温的药品和器材准备。对基层卫生人员进行中暑防治的业务培训。在救灾部队开展防暑教育,使每个救援人员都了解热环境防暑知识。应进行预防中暑的卫生宣传,并进行必要的热适应训练,补充含盐清凉饮料与营养,改善灾区环境与居住条件,重视老弱病孕的热区预防措施。

(二)高热地区开放性损伤易发生感染

高热地区开放性损伤伤口、伤道感染时限提前,使灾害救援时初期外科处理和治送结合成为保障难点,应突出救治前伸能力和快速立体后送能力。

高温高湿组动物肢体火器伤后伤道细菌数量变化与常温常湿组有显著不同。高温高湿组火器伤伤道细菌数在同一时间点比常温常湿组高,随时间的延长呈显著增长趋势。常温常湿组 12 小时细菌数目达$(5.495\pm3.31)\times10^5$ 个/g 组织,达到可引起感染的临界数值;高温高湿组 8 小时细菌数即达$(3.94\pm3.88)\times10^5$ 个/g 组织,较 4 小时显著升高,达临界数值,较常温常湿组明显提前 4 小时。说明高温高湿环境下火器伤伤道细菌繁殖快,数量多,因而出现感染的时间提前。可能与高温高湿环境更适于细菌的繁殖,严重的创伤及高热均抑制免疫系统等有关。另外,高温高湿环境下肠道细菌容易入血,细菌定性检测显示,两组火器伤后伤道局部均有金黄色葡萄球菌、草绿色链球菌等表面菌群繁殖。但血液中,常温常湿组 12 h 才有细菌入血,且为表面菌群;而高温高湿组 8 小时就有细菌入血,并且既有表面菌群,又有铜绿色假单胞菌、肠球菌等肠道菌群。

(三)高热环境救援应重视机体内环境稳定

由于体内水分丢失更为严重,容易导致水和电解质代谢紊乱,造成酸中毒或碱中毒。机体免疫功能下降,身体抵抗力低于常温环境。因此伤员常常伤病同存,应注重内外科综合救治,特别注意维持水、电解质平衡,要有足够的药材供给,积极防治伤后的器官功能障碍综合症(MODS),防治感染并发症等。

第三节　高寒地区医疗急救

高寒地区是指海拔高或高纬度,常年低温,冻土常年不化的地区。我国属于高寒地区的有黑龙江省北部、青藏高原、甘肃、内蒙古部分地区。如藏北高原年平均气温多在 0 ℃ 以下,最冷的 1 月份平均气温接近 −20 ℃,那曲地区极端最低气温为 −41.2 ℃,最热的 7 月份平均气温也不超过 10 ℃。

中国人民解放军规定的高寒地区指 1 月份综合温度为 −25～−35 ℃ 的地区,包括黑龙江全省,内蒙古自治区的二连浩特、锡林浩特(均含)以北,新疆的阿勒泰地区。另外,寒区中的青海、西藏、四川、甘肃及新疆海拔 3 500 m 以上高原寒区部队,被装供应执行高寒地区标准。这些地区一年四季均可发生冻伤,且伤情较重。一旦发生灾害,又

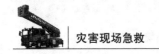

因该地区地形复杂、交通不便,救援困难,延误伤员早期救治时机,致残率高。

一、高寒地区对救援的影响

我国高寒地区多数地方卫生资源缺乏,人烟稀少,经济发展相对落后。目前虽有所改善,但与平原地区比较仍有较大差距,缺医少药问题没有得到根本解决,可利用的卫生资源缺乏,卫生人员、床位、器械、药材供应等很难满足救援的需要。这种情况下,高寒地区对救援产生多种影响。

(一)冻伤导致减员

在1962年对印自卫反击作战中,部队人员初次进入4 150 m的康西瓦地区,高原病发病率30%～50%,进入5 000 m以上的天文点地区,发病率增至80%～90%。作战期间,非战斗减员占总减员数的56.7%,其中冻伤占总减员数的38.8%,比正常条件下的非战斗减员率高2.5倍。在高寒地区救援,同样面临寒冷气候的影响,可发生救援人员减员。

(二)救援人员工作效率低下

高寒地区救援,救援队伍机动不便,运动速度慢,人员易发生冻伤、雪盲和高山反应,非战斗减员增多,车辆和器材效能降低,易发生故障,车辆不易发动,物资不能就地补给,后勤保障任务艰巨复杂,通信联络时效差,工程作业效率显著降低,指挥、协同较困难。

(三)伤病员后送困难

高原地区地域辽阔,道路少而多险阻,许多地区不通车辆,甚至人畜难行。伤病员后送线长而缓慢,越野性能较好的车辆平均时速也只有25～30 km/h,加之后送途中因缺氧、严寒、失水、颠簸,使伤病员病情加重,甚至二次致伤的可能性极大。同时,在缺氧条件下,人员负荷量减少,需加大后送人员数量,这些因素都给伤病员后送造成了极大困难。

二、高寒地区医疗急救

(一)积极采取防寒防冻措施

在高寒地区作战伤员冻伤与火器伤减员之比达到了1.2∶1,同样,在高寒地区救援,可能因冻伤导致大量减员。21世纪以来,我国救援队伍防护能力虽已有较大的提高,但由于救援任务繁重和特殊的救援条件,仍可能发生冻伤,防寒防冻仍是未来高原寒区救援卫勤保障的重要措施和任务。为此,要在救援队伍中普及防冻知识,使救援人员掌握克服寒冷的方法,适应严寒环境。选择向阳、避风的宿营点,利用制式帐篷、车辆宿营。尽量制作供应可口、营养丰富的热食,为救援人员补充足够的热量。并提供防寒防冻技术指导,配带防冻药品、器材,做好冻伤预防与救治工作。

组织配齐、携带防寒、保暖物资。高寒区救援人员服装配套品种包括皮帽、皮手套、毛皮鞋和辅助防寒鞋、冬作训服、绒衣裤、紧身棉衣、棉背心、衬衣裤衩、长衬裤、棉大衣或公用皮大衣等,应选择防寒性能好的被装品种。

(二)伤病员救治与后送

在高寒地区救治环境恶劣的情况下,及时的抢救与后送治疗对于减少受伤人员伤残(死)率有着非常重要的作用。要积极前伸卫勤力量,开设野战条件下的远程医疗会诊系统,提高救治质量。由于受恶劣气候及后送道路的影响,伤情变化可能比预料的要快,后送时间可能比计划的要长,因此,要在现场完成输液、钳夹止血、气管切开等急救措施。

要做到快速直达后送,后送工具要有良好的机动能力、防护能力和一定的保暖设施,在高原寒区选择直升机、卫生轿车、专用救护车等多种后送工具以适应多种地形、气候条件。要做好途中护理,保证后转安全,重伤病员要有卫护人员陪同或前接,防止后转途中冻伤或高原反应加重伤情。

(三)冻伤预防

高寒地区救援前学习高寒地区冬季防寒、防冻知识,了解当地气候特点,了解一定的医学知识,具备部分的自救、互救能力。注意防寒方式,应佩戴棉帽、手套,添加防寒衣服,衣服干燥保暖、不透风,减少体表外露,外露部位适当涂抹油脂;衣服沾湿后及时更换;尽量应用棉、毛等衣物,皮革、化纤等衣物保暖效果差;户外暴露部位皮肤不直接接触金属物体。平时进行耐寒适应性锻炼能够减少集训期冻疮发生,体育锻炼包括长跑、体操、球类、器械操作、冷水锻炼,用冷水洗脸、手、脚,并每天坚持。进食高热量食物。寒冷环境下避免久站或静止不动。在极冷天气、静止时保持"静中求动,以动防冻、动静结合"的防冻经验。发现冻疮后及时给予保暖和对症处理,避免病情发展。对末梢循环差和南方来的救援人员可服用一些药物预防冻疮发生,如妥拉苏林、山莨菪碱、咖啡因等组成的复合剂或服用大剂量维生素 C 等,可起到一定的预防作用。

三、高寒地区医疗急救特点

高寒地区,不论是伤员还是救援人员,都可能发生冷伤,或称冻伤,是由低温寒冷侵袭造成的损伤。

(一)冻伤发生机制

高寒地区气温低,冬季最冷时一天平均气温零下 36 ℃,最低温度零下 43 ℃,昼夜温差大。高寒地区海拔相对高,冬季常年积雪,风速大,在野外救援时接触冷物容易发生冻疮。救援人员来源地域广,对高寒地区冬季户外活动防寒、防冻缺乏经验。个体因素有衣着单薄、肢体受压、长时间不活动,机体生理功能下降、末梢血液循环差以及对寒冷较敏感等。个别人先天末梢循环差,还有过度劳累、饥饿、熬夜、睡眠不足、饮酒后、饮食少、血容量不足等。高寒地区冬季周围环境物体温度极低,长期卧姿训练、暴露皮肤接触冰、雪、金属等物体。

（二）冻伤诊治

1. 非冻结性冷伤诊治

非冻结性冷伤俗称冻疮，多发生在耳、鼻、四肢末端等处，常见于冬季和早春。

非冻结性冷伤由 10 ℃以下，冰点以上，加上潮湿条件所造成，如面部、四肢末端长时间暴露于寒冷、潮湿空气中。战壕足、水浸足、水浸手，多发生于战时，也可在抗灾抢险等情况下发生。

（1）非冻结性冷伤诊断：冻伤后，手、足、耳廓或鼻尖等处皮肤起红斑、稍肿，温暖时发痒或痒痛或胀痛。可起水泡，表皮破溃形成糜烂创面。并有感染时，糜烂可进一步形成溃疡，周围软组织肿胀。冻疮未感染者好转时，其表皮脱屑，不留瘢痕。冻疮易复发，可能与局部皮肤抵抗力降低有关。有的战壕足、水浸足治愈后，再遇低温时患足可有疼痛、麻木感、皮肤苍白，甚至诱发血栓闭塞性脉管炎。

（2）非冻结性冷伤预防和治疗：治疗可外用冻疮膏，一日数次；冻疮水泡最好不要撕破，以免经久不愈，可用针刺排液后包扎保护；已破溃者可换药，并用含抗菌药物和皮质甾的软膏、樟脑软膏或桑寄生软膏。

2. 冻结性冷伤诊治

冻结性冷伤或称冻伤，包括局部冻伤和全身冻伤（冻僵）。冻伤为人体局部受 0 ℃以下的低温作用所致。少数情况为全身在低温环境下发生，又称冻僵，常并有局部冻伤。此类损伤多发生于人体完全陷入冰冻环境中，而防寒装备不足。

（1）冻结性冷伤诊断：局部冻伤后，先有针刺样痛、皮肤苍白发凉、麻木或丧失知觉。复温后，依损伤程度分为四度。

Ⅰ度冻伤（红斑性冻伤）：伤及表皮层。局部红肿、充血，有热、痒和刺痛感觉。症状数日后消退，表皮脱落愈合，不留瘢痕。

Ⅱ度冻伤（水泡性冻伤）：伤及真皮。局部明显充血、水肿，12～24 h 内形成水泡，泡液呈血清样。水泡在 2～3 周内干燥结痂，以后脱痂愈合，少留或不留瘢痕。

Ⅲ度冻伤（腐蚀性冻伤）：伤及皮肤全层或皮下组织。创面由苍白变为黑褐色，感觉消失，创面周围红、肿、痛及水泡形成。若无感染，坏死组织干燥结痂，4～6 周后脱落，形成肉芽溃疡面，愈合甚慢且留有瘢痕，局部温度较低、轻度发绀或长期感觉过敏或疼痛。

Ⅳ度冻伤（血栓形成与血管闭塞）：损伤深达肌肉、骨骼，甚至肢体坏死，表面呈死灰色，无水泡，坏死组织与健康组织的分界在 20 天左右明显，通常呈干性坏死，也可并发感染而成湿性坏死。局部表现类似Ⅲ度冻伤，治愈后多留有功能障碍或致残。

全身冻伤时，先有寒战、皮肤苍白或发绀、疲乏无力，继而肢体僵硬，意识障碍，呼吸抑制，心跳减弱，心律失常，最终心跳呼吸停止。如能得到及时抢救，复温复苏后，仍常出现心室纤颤、低血压、休克，可发生肺水肿、肾功能衰竭等严重并发症。

（2）冻结性冷伤治疗

① 急救：首先尽快使患者脱离寒冷环境，搬入室内，迅速脱去寒冷潮湿的或紧缩的

衣服鞋袜,并立即快速复温。将伤肢或冻僵的全身浸入足量的 40～42 ℃温水中,轻轻地按摩正常的肢体,使局部在 20 分钟内、全身在 30 分钟内,复温到 36 ℃和肢体红润为止。注意水温不应过高。一时难以得到大量热水,可暂借正常人体温温暖局部,但不可用火炉烘烤。心跳呼吸停止者需行心肺复苏术。

② 局部冻伤的治疗:冻伤的局部创面处理方法与热力烧伤时基本相同,即施行清创、处理水泡、创面用药等。为改善血循环可应用低分子右旋糖酐 500～1 000 mL/d,8 小时内滴完,连续用 7～14 天;还可选用丹参注射液、罂粟碱、托拉苏林或活血化瘀中药等以改善微循环,有条件还可用高压氧治疗。Ⅲ度、Ⅳ度冻伤需防治感染,注射 TAT 和抗生素。需注意观察有无湿性坏疽发生,发现时应及时采取截肢术。

③ 全身冻伤的治疗:复苏过程中首先要维持呼吸道通畅、吸氧,必要时给予辅助呼吸。加强监护,着重防治多器官功能衰竭。加强全身支持治疗,纠正水、电解质及酸碱代谢失衡,有效的抗感染等措施。

我国尚无大规模高寒救灾的经验,但积极进行理论研究,改善防寒保暖被装,研究装备体积小、重量轻、保暖性强、便于穿着和救援的服装,增强救援队伍自身保护和抗病能力,有助于提高高寒地区救援能力。

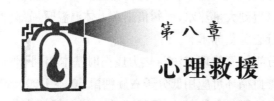

第八章
心理救援

第一节　心理救援的概念与作用

一、心理救援的概念

灾害以其突发性、不熟悉、未预期、高度的地区性以及警报脉络的变异等特点,使人们涉入危机情境之中,超过人们自认为能应变的程度,破坏了人们对自己、角色和世界的看法,动摇了人们对生命安全的控制感、对公正的信心以及对世界的了解掌握,势必对所有的灾害涉及者(包括受难者及其家属、目击者、专业与非专业的救灾人员)产生重大的影响而产生各种反应及心理问题。因此,灾害给人们带来的心理反应、产生的心理问题也成为灾害救助中非常重要的工作。

心理救援指在国家有关部门强力领导下,由精神科医师、临床心理学人员、社会工作者联合其他专业人员及非专业人员,对灾害相关人群联合实施的紧急精神卫生服务。主要内容有:群体社会心理监测、调控;个体心理应激反应管理、疏导;心理创伤预防及精神障碍诊断、治疗;初步康复性干预。主要对象是:直接受害者及其家属,救援人员,生命线保障人员以及灾害地区以外的易感、高危人群。

心理救援要用"生物—心理—社会医学模式"作为指导思想,充分认识社会、心理因素在预防、预警预报以及对疾病和社会人群进行有效控制、重建正常社会生活和消除后遗问题等方面的重要意义,并且采取相应的措施。

个体层面的"应激"和社会层面的"应急",贵在神速、灵活、有的放矢、注重实效。在"5·12"大地震的救援工作中,国家对救援工作的有力领导,包括对地方、各行各业的管理、媒体的及时、透明报道,受到全世界的好评。这个现象提示,要认识和处理好现代社会的群体心理动力学特征。雅安地震中,及时的心理援助对民众和救援队的心理重建也起到了积极的促进作用。

二、心理救援的作用

从医学角度看，心理救援对预防和减少急性应激性障碍、创伤应激后障碍及其他精神障碍有重要意义，对其他医学专业顺利进行躯体治疗，对伤残康复有重要的促进效果。

从社会管理角度看，在发生大范围的个人苦难、社会恐慌与动荡时，心理救援可以起到缓解痛苦、调节情绪、塑造社会认知、调整社会关系、整合人际系统、鼓舞士气、引导正确态度、矫正社会行为等作用。这些作用如果与政府的管理行为和传统的思想政治工作结合起来，会发挥良好的作用。

世界各地的大量事实和经验证明，运用心理学技术处理现场事态和后遗问题极有价值。发达国家，特别是"9·11"事件以后的美国，尤其重视抢险救灾、防治疫病中的心理卫生服务。此类服务，并非只是针对受害者的慈善、医疗服务，而是覆盖深广的心理管理措施，应该在各种级别、各种类型的突发公共卫生事件应急预案中全面体现。

20世纪90年代以来，我国开始在处理重大灾害及公共卫生事件的救援活动中有组织地进行精神卫生及心理干预。如克拉玛依火灾、张家口地震等，尤其是在2003年发生的SARS危机期间，心理救援首次大规模进入公众视野，成为重大事件应急机制的有机组成部分。2008年"5·12"四川汶川大地震发生以后，心理救援再次形成热潮。2013年实施的《中华人民共和国精神卫生法》第二章"心理健康促进与精神障碍预防"第十四条规定："各级人民政府和县级以上人民政府有关部门制订的突发事件应急预案，应当包括心理援助的内容。发生突发事件，履行统一领导职责或者组织处置突发事件的人民政府应当根据突发事件的具体情况，按照应急预案的规定，组织开展心理援助工作。"2013年4月的雅安地震救援中，有数百名以"心理救援"名义进入灾区的人员，其中包括数百名精神科医生、几百名有组织的心理学者和许多自行前往的志愿者。我国的心理救援活动范围更广，内容更加复杂，应用的技术更加规范，心理救援人员之间以及心理救援人员与其他救援队伍、管理部门、社区的配合更加紧密，并且与国际同行的合作更加频繁，有中国特色的心理救援的价值得到普遍认可。

第二节　心理救援的分类与应用

心理救援应用心理学原理和方法，由救援人员有计划地实施心理疾病治疗技术，大多数的心理治疗技术都可应用于心理救援。心理救援活动范围广泛，内容复杂，涉及不同专业的人员。心理救援人员之间以及心理救援人员与其他救援队伍、管理部门、社区之间，要紧密合作，应用规范的技术，要遵循科学原则，根据实际情况灵活处理。

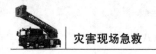

一、心理危机的干预模式与救援技术分类

（一）心理危机的干预模式

Belkin 提出，目前心理危机干预的理论模式有 3 种，即平衡模式、认知模式、心理社会转变模式。

1. 平衡模式

平衡模式认为危机状态下的当事者，通常都处于一种心理情绪失衡状态，他们原有的应对机制和解决问题的方法不能满足他们当前的需要。因此危机干预的工作重点应该放在稳定当事者的情绪上，使他们重新获得危机前的平衡状态。这种模式在处理危机的早期干预时特别适合。

2. 认知模式

认知模式认为，危机导致心理伤害的主要原因在于，当事者对危机事件和围绕事件的境遇进行了错误思维，而不在于事件本身或与事件有关的事实。该模式要求干预者帮助当事者认识到存在于自己认知中的非理性和自我否定成分，重新获得思维中的理性和自我肯定的成分，从而使当事者能够实现对生活危机的控制。认知模式较适合于那些心理危机状态基本稳定下来、逐渐接近危机前心理平衡状态的当事者。

3. 心理社会转变模式

心理社会转变模式认为分析当事者的危机状态，应该从内、外两个方面着手，除了考虑当事者个人的心理资源和应对能力外，还要了解当事者的同伴、家庭、职业、宗教和社区的影响。危机干预的目的在于将个体内部适当的应付方式，与社会支持和环境资源充分地结合起来，从而使当事者能够有更多的问题解决方式的选择机会。

（二）心理救援技术

1. 支持性心理治疗与关系

支持性心理治疗与关系技术指心理治疗人员在医疗情境中，基于治疗的需要，在伦理、法律、法规和技术性规范的指导下，与患者积极互动而形成支持性、帮助性工作关系。治疗关系不等同于日常发生的社会行为，是心理治疗操作技术的有机组成部分，其本身具有向患者提供心理支持的作用，在精神卫生领域的临床工作中作为各种心理治疗的共同基础性技术。关系技术适用于各类心理治疗的服务对象，无绝对禁忌症。

2. 暗示—催眠

暗示是不加批判地接受他人情感和思想影响的现象。暗示疗法是运用暗示现象获得疗效的治疗方法。催眠是持续地对患者进行暗示，以诱导催眠状态、达到催眠治疗目的的技术。本条所述规范限于临床专业人员针对特定问题，旨在诱导意识状态改变而有意地、系统地使用的暗示及催眠技术。

催眠是心理治疗的基础技术，可以单独使用以达到镇静、降低焦虑水平、镇痛的目的，也可以与其他技术联合使用。

按照使用暗示治疗的用途,可以分为直接暗示和系统催眠治疗,应用于广泛的精神障碍及部分躯体问题。

3. 解释性心理治疗

解释指对心理、行为及人际情境中的关系或意义提出假设,促使患者用新的词汇、语言及参照系,来看待、描述心理和行为现象,以帮助患者澄清自己的思想和情感,以新观点看待和理解病理性问题与各种内外因素的关系,获得领悟,学习自己解决问题。

该疗法适用于以下情况:① 增加患者对自身人格发展、当前临床病理问题及其处理策略的认识,改变功能不良的信念、态度和思维方式。② 健康教育,指导康复。③ 临床其他专业领域参考、借用于日常医患交流,保障患者知情同意及知情选择权,增加依从性。

4. 人本心理治疗

人本心理治疗是一组体现人本心理学思想的心理疗法的总称,主要包括以人为中心疗法、存在主义疗法、完形疗法等,其中以人为中心疗法的影响最大。本条仅涉及罗杰斯所代表的以人为中心疗法,该疗法可用作一般的发展性咨询和精神疾病的心理治疗。

5. 精神分析及心理动力学治疗

精神分析及心理动力学治疗是运用精神分析理论和技术所开展的心理治疗活动。精神分析指高治疗频次的,以完善人格结构、促进心理发展为目标的经典精神分析疗法;心理动力学治疗由经典精神分析疗法发展而来,是相对短程、低频次的治疗方法,通过处理潜意识冲突,消除或减轻症状,解决现实生活情境中的问题。

6. 行为治疗

行为治疗是运用行为科学的理论和技术,通过行为分析、情景设计、行为干预等技术,达到改变适应不良行为、减轻和消除症状、促进患者社会功能康复的目标。

7. 认知治疗

认知治疗的焦点是冲击患者的非理性信念,让其意识到当前困难与抱持非理性观念有关;发展有适应性的思维,教会更有逻辑性和自助性的信念,鼓励患者身体力行,引导产生建设性的行为变化,并且验证这些新信念的有效性。认知治疗使用许多来自其他流派的技术,特别是与行为治疗联系紧密,以致二者现在常被并称为认知—行为治疗。

8. 家庭治疗

家庭治疗是基于系统思想,以家庭为干预单位,通过会谈、行为作业及其他非言语技术消除心理病理现象,促进个体和家庭系统功能的一类心理治疗方法。家庭治疗有多种流派,如策略式或行为家庭治疗、结构式家庭治疗、精神分析、系统式家庭治疗及家庭系统治疗等。

各流派共同的理论观点主要是:① 家庭是由互相关联的个体和子系统,以复杂方式自我组织起来的开放系统和因果网络。② 患者的异常心理及行为与生理功能、人际系统处于循环因果关系之中,它们不仅是作为后果发生于个体内部的过程,还受到人际系统内互动模式的影响,而且其本身也是对于系统过程的反应或干预调节。

9. 危机干预

危机是个体面临严重、紧迫的处境时产生的伴随强烈痛苦体验的应激反应状态。危机干预是对处于困境或遭受挫折的患者予以关怀和短程帮助的一种方式。常用于个人和群体性灾害的受害者、重大事件目击者,尤其是自杀患者和自杀企图者的心理社会干预。强调时间紧迫性和效果,在短时间内明确治疗目标并取得一定成效,即围绕改变认知、提供情感支持,肯定患者的优点,确定其拥有的资源及其已采用过的有效应对技巧,寻找可能的社会支持系统,帮助患者恢复失衡的心理状态。精神病性障碍的兴奋躁动、激越,严重的意识障碍不属于单独使用心理治疗性危机干预的范畴。

10. 团体心理治疗

团体心理治疗是在团体、小组情境中提供心理帮助的一种心理治疗形式。通过团体内人际交互作用,促使患者在互动中通过观察、学习、体验,认识自我、探讨自我、接纳自我,调整和改善与他人的关系,学习新的态度与行为方式,发展生活适应能力。

团体治疗的理论依据有多种,如心理动力学理论、系统理论及认知—行为治疗理论。

现代团体治疗主要有三种:心理治疗、人际关系训练和成长小组。心理治疗的重点是补救性、康复性的,组员可以是患者,也可以是有心理问题的正常人。社交行为障碍明显者以及治疗师担心个别治疗会加剧患者依恋的情况,比较适合团体治疗。后两种团体是成长和发展性的,参加者是普通人,目的是为了改善关系,发挥潜能,自我实现,广泛应用在医院及其他场所,适于不同的人参加。

11. 森田疗法

森田疗法是融合了东西方文化中的医学和哲学思想与技术的一种心理治疗方法。

12. 道家认知治疗

道家认知治疗是在道家哲学思想的引导下,通过改变患者的认知观念和调整应对方式来调节负性情绪、矫正不良行为和达到防病治病的目的。

13. 表达性艺术治疗

表达性艺术治疗简称为表达性治疗或艺术治疗,是将艺术创造形式作为表达内心情感的媒介,促进患者与治疗师及其他人交流,改善症状、促进心理发展的一类治疗方法。其基本机制是通过想象和其他形式的创造性表达,帮助患者通过想象、舞蹈、音乐、诗歌等形式,激发、利用内在的自然能力进行创造性表达,以处理内心冲突、发展人际技能、减少应激、增加自我觉察和自信、获得领悟,促进心理健康、矫治异常心理。表达性艺术治疗适用于大多数人群,包括一般人群、适应困难者和大多数精神障碍患者。

表达性艺术治疗包括很多形式,常见的如绘画治疗、戏剧治疗、音乐治疗、舞蹈治疗、沙盘治疗、诗歌治疗、园艺治疗等。

表达性艺术治疗可采用个别治疗方式或团体治疗方式进行。

由于表达性艺术治疗的异质性，没有明确统一的禁忌症。精神障碍急性发病期，兴奋躁动、严重自伤和自杀倾向的患者，一般不宜接受表达性艺术治疗。

二、心理救援技术的应用与操作

（一）支持性心理治疗与关系

1. 操作方法及程序

（1）进入治疗师的角色：心理治疗人员要以平等、理性、坦诚的态度，设身处地理解患者，建立治疗联盟，避免利用性、操纵性的治疗关系。

（2）开始医患会谈：建立让患者感到安全、信任、温暖、被接纳的治疗关系。

（3）心理评估与制订治疗计划：在了解患者的病史、症状、人格特点、人际系统、对治疗的期望、转诊背景等基础上，进行心理评估，与患者共同商定治疗目标，制订可行的治疗计划。

（4）实施治疗：采用倾听、共情与理解、接纳与反映、肯定、中立、解释、宽慰、鼓励、指导等技术实施心理治疗。

（5）结束治疗：简要回顾治疗过程，评估疗效，强化治疗效果，帮助患者与治疗人员完成心理分离，鼓励患者适应社会。

2. 注意事项

（1）使用支持、保证技术时，要尊重患者自主性，注意自我保护，承诺须适当，不做出过分肯定、不留余地的担保与许诺。

（2）在鼓励患者尝试积极行为时，避免根据治疗人员自己的价值观代替患者做出人生重大决定。对于具有攻击行为、妄想观念等症状的患者，要慎用鼓励的技术。

（二）暗示—催眠

1. 操作方法及程序

（1）前期准备：评估暗示性及合作意向，即通过预备性会谈、暗示性实验或量表，检验受试的个体性反应方式，评测接受暗示的程度以及有无过度紧张、怀疑、犹豫、不情愿等负性情绪或态度，避免出现副作用。

（2）直接暗示：在排除器质性障碍，或确认器质性病变基础与当前症状、体征不甚符合时，可以利用业已建立的医患关系及医师的权威角色，营造合适氛围，直接使用言语，或借助适当媒介，如药品、器械或某种经暗示即能诱发的躯体感觉，实施直接针对症状的暗示，而不一定刻意诱导意识改变状态。

（3）催眠诱导：建立关系，运用关系技术，建立信任的关系；注意集中，请患者盯视某点，同时用讲故事或强化躯体感觉的方法诱导内向性注意集中，促进入静；使用合适的语音模式，如节律性同步、重复、标记、困惑、分离和批准等。

（4）判断催眠程度：通过观察感觉、认知、运动、生理四个方面变化，判断催眠的程度。

（5）治疗阶段：人静达到合适深度后，进一步做催眠性治疗。主要包括：催眠后暗示、促进遗忘、重新定向。

2. 注意事项

（1）以下情况不宜做催眠治疗：早期精神病、边缘型人格障碍、中重度抑郁、急性期精神病、偏执性人格障碍。对抑郁障碍患者有可能加重病情，包括自杀倾向。

（2）分离性障碍患者及表演性人格障碍者慎用。

（3）在滥用的情况下，在医疗机构之外实施的群体性催眠，有可能使具有依赖、依恋、社会不成熟、暗示性过高等人格特征的参与者发生明显的退化、幼稚化，损害社会功能，加重原有问题。

（4）注意处理副作用：少数患者可能出现失代偿、头痛、激越等副反应。

（5）治疗师必须接受过规范、系统的催眠技术培训，并在督导师指导下治疗过患者。

（6）在患者暗示性极低、医患关系不良情况下，不宜使用。

（7）不是对于器质性疾病的对因治疗方法。

（8）对儿童要慎用。

（9）不推荐采用集体形式的催眠治疗；不应在医疗机构外以疗病健身术名义，使用群体性暗示技术有意或无意地诱导意识改变状态。

（三）解释性心理治疗

1. 操作方法及程序

根据施用于患者时引发的感受、干预的力度和发挥作用的时间不同，解释分为以下4个层次：

（1）反映：治疗师给患者的解释信息不超过公开表达的内容。

（2）澄清：稍微点明患者的表达中所暗含、暗示但自己未必意识到的内容。

（3）对质：治疗师利用患者呈现的情感和思想作为材料，提醒病人注意暗含的但没有意识到或不愿承认的情感和思想。

（4）主动阐释：按照与当前临床问题有关的理论，治疗师直接导入全新的概念、意义联系或联想。

（5）隐喻性阐释：通过利用譬喻、象征的方法进行交流，以促进患者及其相关系统产生自己对问题的理解。

2. 注意事项

（1）重视对方反应，注意其接受力，避免说教式的单向灌输。

（2）注意避免过多指责、批评患者。

（3）对有意识障碍、明显精神病性症状和中重度精神发育迟滞、痴呆的患者不适用。

（4）对心理分化程度低，自我强度弱，缺乏主见，暗示性、依赖性高的患者，引导、干预力度较高的解释宜配合其他旨在促进自我责任能力的疗法使用。

（四）人本心理治疗

1．操作方法及程序

（1）确定治疗目标：加深自我理解，在整合现实的方向上，达到自我重组、发展更自在和更成熟的行为方式。

（2）建立治疗关系：核心要素是真诚一致、共情、无条件的积极关注。

（3）实施治疗过程：以如何对待个人感受为指标，分阶段进行循序渐进的互动、访谈，使患者从僵化且疏远地看待自己及内心活动，直至其内心不受歪曲、束缚，达到自由的状态，实现以人为中心疗法去伪存真的治疗目标。

2．注意事项

（1）患者表现出依赖治疗师或其他人的倾向时，应帮助当事人为自己接受治疗负起责任，进而担负起解决问题的责任。

（2）在患者陈述自己的问题，并表达相关负面情绪的过程中，应鼓励患者自由地表达出与问题有关的情感，接纳、承认和澄清其消极情感。

（3）当患者对可能的决定和行动进行澄清时，帮助澄清可能会做出的不同选择，并认识到个体正在经历的恐惧感和对于继续前进的胆怯，但不督促个体做出某种行动或者提出建议。

（4）患者逐渐感到不再需要帮助时，应该鼓励结束治疗。

（五）精神分析及心理动力学治疗

1．操作方法及程序

（1）治疗设置：精神分析的设置为长程、高频次的精神分析，每周 3～5 次，每次 45～50 分钟。

心理动力学治疗的设置为低频，通常为每周 1～2 次，每次 45～50 分钟，治疗疗程相对灵活。

（2）治疗联盟：治疗联盟为患者与治疗师之间形成的非神经症性的、现实的治疗合作关系。

（3）初始访谈与诊断评估：通过心理动力学访谈，对患者的人格结构、心理防御机制、心理发展水平、潜意识的心理冲突、人际关系等进行评估和动力学诊断，确定治疗目标。

（4）治疗过程与常用技术：将移情与反移情、阻抗作为探索潜意识的线索和治疗工具，通过自由联想、梦的分析、肯定、抱持、反映、面质、澄清、解释、修通、重构等技术达到治疗目标。

心理动力学治疗在不同程度上使用经典精神分析的基本概念和技术，但方法较为灵活；治疗过程中更关注现在与现实，注重开发患者的潜能和复原力，促进人格完善与

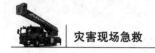

发展。

（5）结束治疗：回顾治疗过程，评估疗效，强化治疗效果，帮助患者与治疗人员完成心理分离，促进患者适应社会。

2. 注意事项

（1）处于急性期的精神病患者、有明显的自杀倾向的抑郁患者、严重的人格障碍患者，不宜做精神分析或心理动力学治疗。

（2）精神分析及心理动力学治疗是一类以追求领悟和促进心理发展水平为主要目标的疗法，对患者智力、人格、求助动机和领悟能力等要求较高。对于心理发展水平较低、人格结构有严重缺陷的患者，要避免使用经典精神分析技术。要注意克服过度理智化的过程在患者方面引起的失代偿，促进认知与情感、行为实践的整合。

（3）治疗关系与技巧同样重要。防止治疗师过分操纵、以自我为中心。

（4）注意民族文化背景的影响。

（六）行为治疗

1. 操作方法及程序

（1）行为治疗基本原则：建立良好的治疗关系；目标明确、进度适当；赏罚适当；激活并维持动机。

（2）常用技术

① 行为的观测与记录定义目标行为：准确辨认并客观和明确地描述构成行为过度或行为不足的具体内容。

② 行为功能分析：对来自环境和行为者本身的，影响或控制问题行为的因素作系统分析。以分析为基础，确定靶行为。

③ 放松训练：（a）渐进性放松：采取舒适体位，循序渐进地对各部位的肌肉进行收缩和放松的交替训练，同时深吸气和深呼气、体验紧张与放松的感觉，如此反复进行。练习时间从几分钟到 30 分钟。（b）自主训练：有 6 种标准程式，即沉重感、温暖感、缓慢的呼吸、心脏慢而有规律的跳动、腹部温暖感、额部清凉舒适感。

④ 系统脱敏疗法：教患者学会评定主观不适单位（SUD）。（a）松弛训练：按前述方法进行放松训练，设计不适层次表，让患者对每一种刺激因素引起的主观不适进行评分，然后按其分数高低将各种刺激因素排列成表；（b）系统脱敏：由最低层次开始脱敏，即对刺激不再产生紧张反应后，渐次移向对上一层次刺激的放松性适应，在脱敏之间或脱敏之后，将新建立的反应迁移到现实生活中，不断练习，巩固疗效。

⑤ 冲击疗法：又称为满灌疗法。让患者直接面对引起强烈焦虑、恐惧的情况，进行放松训练，使恐怖反应逐渐减轻、消失。治疗前应向病人介绍原理与过程，告诉患者在治疗中需付出痛苦的代价。

⑥ 厌恶疗法：通过轻微的惩罚来消除适应不良行为。对酒依赖的患者的治疗可使用阿扑吗啡（去水吗啡）催吐剂。

⑦ 自信训练：运用人际关系的情景，帮助患者正确地和适当地与他人交往，提高自

信,敢于表达自己的情感和需要。

⑧ 矛盾意向法:让患者故意从事他们感到害怕的行为,达到使害怕反应不发生的目的,与满灌疗法相似。

⑨ 模仿与角色扮演:包括榜样示范与模仿练习。帮助患者确定和分析所需的正确反应,提供榜样行为和随时给予指导、反馈、强化。

⑩ 塑造法:用于培养患者目前尚未做出的目标行为。

⑪ 自我管理:患者在行为改变的各个环节扮演积极、主动的角色,自己对改变负责任。

⑫ 行为技能训练:结合使用示范、指导、演习和反馈,帮助个体熟悉有用的行为技能。

2. 注意事项

从条件化作用的角度对精神病理现象做出过分简单化的理解和处理,可能导致存在复杂内心冲突的神经症患者产生"症状替代"的效应,在消除某些症状的同时出现新的症状。部分患者不能耐受冲击疗法引起强烈的心理不适,尤其对于有心血管疾病的患者和心理适应能力脆弱者,要避免使用。厌恶疗法的负性痛苦刺激可能有严重副作用,应慎用,且必须征得患者、家属的知情同意。

(七)认知治疗

1. 操作方法及程序

认知治疗强调发现和解决意识状态下所存在的现实问题,同时针对问题进行定量操作化、制定治疗目标、检验假设、学习解决问题的技术以及布置家庭作业练习。

(1)识别与临床问题相关的认知歪曲:"全或无"思维;以偏概全,过度泛化,跳跃性地下结论;对积极事物视而不见;对事物作灾害性推想,或者相反,过度缩小化,人格牵连,情绪化推理。

(2)识别各种心理障碍具有特征性的认知偏见或模式,为将要采用的特异性认知行为干预提供基本方向。

(3)建立求助动机。

(4)计划治疗步骤。

(5)指导病人广泛应用新的认知和行为,发展新的认知和行为来代替适应不良性认知行为。

(6)改变有关自我的认知:作为新认知和训练的结果,患者重新评价自我效能。

(7)基本技术:识别自动性想法;识别认知性错误;真实性检验(或现实性检验);去注意;监察苦恼或焦虑水平;认知自控法。

2. 注意事项

有明显自杀倾向、自杀企图和严重思维障碍、妄想障碍、严重人格障碍的患者,不宜接受认知治疗。

认知和行为达到统一最为关键,应避免说教或清谈。在真实性检验的实施阶段,患者易出现畏难情绪和阻抗,要注意在治疗初期建立良好的治疗关系。

(八) 家庭治疗

1. 操作方法及程序

(1) 一般治疗程序

① 澄清转诊背景,重点评估以下几方面特点:家庭动力学特征;家庭的社会文化背景;家庭在其生活周期中的位置;家庭的代际结构;家庭对"问题"起到的作用;家庭解决当前问题的方法和技术;绘制家谱图,用图示表现有关家庭信息。

② 规划治疗目标与任务:旨在引起家庭系统的变化,创造新的交互作用方式,促进个人与家庭的成长。

③ 治疗的实施:每次家庭治疗访谈历时 1～2 小时。两次座谈中间间隔时间开始较短,一般为 4～6 天,以后可逐步延长至一月或数月。总访谈次数一般为 6～12 次。

(2) 系统家庭治疗的言语性干预技术:循环提问;差异性提问;前馈提问;假设提问;积极赋义和改释;去诊断。

(3) 非言语性干预技术

① 家庭作业:为来访的家庭布置治疗性家庭作业。常用的有:悖论(反常)干预与症状处方;单、双日作业;记秘密红账;角色互换练习;厌恶刺激。

② 家庭塑像、家庭"星座"以及其他表达性艺术治疗技术。

2. 注意事项

与个别治疗相比,家庭治疗的实施有以下特殊问题要加以重视:

(1) 治疗师须同时处理多重人际关系,保持中立位置或多边结盟很重要。

(2) 干预对象和靶问题不一定是被认定为患者的家庭成员及其症状。此点可能产生阻抗。要在澄清来诊背景基础上,合理使用关系技术中的"结构"和"引导"。

(3) 部分干预技术有强大的扰动作用,应在治疗关系良好的基础上使用,否则易于激起阻抗,甚至导致治疗关系中断。

(4) 家庭治疗适应症广泛,无绝对禁忌症。注意在重性精神病发作期、偏执性人格障碍、性虐待等疾病患者中,不应首选家庭治疗。

(九) 危机干预

1. 操作程序及方法

(1) 危机干预的一般目标:通过交谈,疏泄被压抑的情感;帮助认识和理解危机发展的过程及与诱因的关系;教会问题解决技巧和应对方式;帮助患者建立新的社交网络,鼓励人际交往;强化患者新习得的应对技巧及问题解决技术,同时鼓励患者积极面对现实和注意社会支持系统的作用。

(2) 特殊心理治疗技术:根据患者情况和治疗师特长,采用相应的治疗技术,包括综合性地运用关系技术、短程心理动力学治疗、认知治疗、行为治疗、家庭治疗、催眠、放松训练,配合使用抗焦虑或抗抑郁药物、建议休养等。

主要分为三类技术：

① 沟通和建立良好关系的技术。

② 支持技术：旨在尽可能地解决目前的危机，使患者的情绪得以稳定。可以应用暗示、保证、疏泄、环境改变以及转移或扩展注意等方法。如果有必要，可使用镇静药物或考虑短期住院治疗。

③ 解决问题技术：使患者理解目前的境遇、他人的情感，树立自信，引导设计有建设性的问题解决方案，用以替代目前破坏性的、死胡同式的信念与行为；注意社会支持系统的作用，培养兴趣、鼓励积极参与有关的社交活动，多与家人、亲友、同事接触和联系，减少孤独和隔离。

（3）危机干预的步骤

第一阶段：评估问题或危机，尤其是评估自杀危险性，评估周围环境——家庭和社区。

第二阶段：制订治疗性干预计划。针对即刻的具体问题，考虑社会文化背景、家庭环境等因素，制订适合患者功能水平和心理需要的干预计划。

第三阶段：治疗性干预。首先需要让有自杀危险的患者避免自杀的实施，认识到自杀只是一种解决问题的方式，并非将结束生命作为目的。

第四阶段：危机的解决和随访。度过危机后，应及时结束干预性治疗，以减少依赖性。同时强化、鼓励应用新习得的应对技巧。

2. 注意事项

在治疗初期注意保持较高的干预力度与频度，以保证干预效果逐步巩固，不致问题反弹。特别要防范已实施过自杀行为的人再次自杀；非精神科医师在紧急处理自杀行为的躯体后果（如中毒、外伤、窒息）后，应提供力所能及的心理帮助，或申请精神科会诊。如危机当事人因经历创伤性应激事件，经危机干预后仍持续存在某些心理或行为问题，应建议患者继续接受专业的创伤治疗，以促使患者进一步康复。

（十）团体心理治疗

1. 操作程序及方法

（1）形式：由1至2名心理治疗师担任组长，根据组员问题的相似性组成治疗小组，通过共同商讨、训练、引导，解决组员共有的发展课题或相似的心理障碍。团体的规模少则3~5人，多则10余人，活动几次或10余次。间隔每周1~2次，每次时间1.5~2小时。

（2）治疗目标

一般目标：减轻症状、培养与他人相处及合作的能力、加深自我了解、提高自信心、加强团体的归属感与凝聚力等。

特定目标：每个治疗集体要达到的具体目标。

每次会面目标：相识、增加信任、自我认识、价值探索、提供信息、问题解决等。

（3）治疗过程：团体心理治疗经历起始、过渡、成熟、终结的发展过程。团体的互动过程会出现一些独特的治疗因素,产生积极的影响机制。

① 起始阶段:定向和探索时期,基本任务是接纳与认同。

② 过渡阶段:协助组员处理他们面对的情绪反应及冲突,促进信任和关系建立。

③ 工作阶段:探讨问题和采取有效行为,以促成组员行为的改变。

④ 终结阶段:总结经验,巩固成效,处理离别情绪。

(4)组长的职责:注意调动团体组员参与积极性;适度参与并引导;提供恰当的解释;创造融洽的气氛。

(5)具体操作技术

① 确定团体的性质,如结构式还是非结构式,小组是开放式还是封闭式,组员是同质还是异质。

② 确定团体的规模。

③ 确定团体活动的时间、频率及场所。

④ 招募团体心理治疗的组员。

⑤ 协助组员投入团体。

⑥ 促进团体互动。

⑦ 团体讨论的技术,如脑力风暴法,耳语聚会,菲利浦六六讨论法,揭示法。

⑧ 其他常用技术,尤其是表达性艺术治疗的方法。

2. 注意事项

团体心理治疗对于人际关系适应不佳的患者有特殊作用。但应注意其局限性:

(1)个人深层次的问题不易暴露。

(2)个体差异难以照顾周全。

(3)有的组员可能会受到伤害。

(4)无意泄露在团体心理治疗过程中获得的患者隐私,会给患者带来不便。

(5)不称职的组长带领团体会给组员造成负面影响。因此,团体治疗不适用于所有人。

(6)有以下情况者不宜纳入团体治疗小组:有精神病性症状;有攻击行为;社交退缩但本人缺乏改善动机;自我中心倾向过分明显、操纵欲强烈。这些情况有可能显著影响团体心理动力学过程。若在治疗过程中才发现以上情况,需及时处理。

(7)在团体治疗中使用表达性艺术治疗技术时,必须注意艺术性、科学性原则的结合,注意伦理界限。要防止出现强烈的情感反应失控、非常意识状态(或意识改变状态);避免在治疗师与被治疗者之间发展不恰当的崇拜、依恋关系;不可引入超自然和神秘主义的理念和方法;避免不恰当的身体接触。

(十一)森田疗法

操作程序及方法包括:

(1)准备:选择有适应症及神经质个性特征的患者,建立治疗关系。

(2)实施:住院式森田疗法可分为绝对卧床期、轻作业期、重作业期和社会康复期4

个阶段,共 40 天。在家庭式环境中进行住院治疗。

(十二)道家认知治疗

1. 操作程序及方法可分为五个基本步骤

(1)评估目前的精神刺激因素。

(2)调查价值系统。

(3)分析心理冲突和应付方式。

(4)道家哲学思想的导入与实践。让患者熟记 32 字保健诀,并理解吸收。先向患者简单介绍老庄哲学的来龙去脉以及儒道两家哲学的互补性。然后逐字逐句辨析解读道家认知疗法的四条原则,即 32 字保健诀,与其现实事件或处境相结合:① 利而不害,为而不争;② 少私寡欲,知足知止;③ 知和处下,以柔胜刚;④ 清静无为,顺其自然。

(5)评估与强化疗效。

治疗时间与疗程:道家认知治疗的标准疗程分五次完成,每次 60～90 分钟,每周可安排 1～2 次。

2. 注意事项

道家认知治疗是基于我国悠久的传统文化,结合现代认知治疗理念发展而来的新型治疗方法,要求治疗师对传统哲学有深刻理解,并且对当代社会竞争性生活方式、工作方式的利弊有丰富的体会和反思。要在鼓励患者进取、勤奋、合群、执着探索精神的前提下,发展均衡、全面、达观、灵活的心态和心理能力,避免鼓励消极避世的人生态度,防止过度使用应对挫折及冲突时的"合理化"心理防御机制。

(十三)表达性艺术治疗

1. 操作程序及方法

(1)表达性艺术治疗的主要形式:根据不同的理论取向,表达性艺术治疗有多种形式。

① 舞蹈治疗:利用舞蹈或即兴动作的方式治疗社会交往、情感、认知以及身体方面的障碍,增强个人意识,改善个体心智。舞蹈治疗强调身心的交互影响、身体—动作的意义。

② 音乐治疗:在音乐治疗过程中,治疗师利用音乐体验的各种形式,以及在治疗过程中发展起来的治疗关系,帮助被治疗者达到健康的目的。可分为接受式、即兴式、再创造式音乐治疗等不同种类。

③ 戏剧治疗:系统而有目的地使用戏剧、影视的方法,促进身心整合及个体成长。戏剧疗法通过让被治疗者讲述自己的故事来帮助患者解决问题、得到宣泄,扩展内部体验的深度和广度,理解表象的含义,增强观察个人在社会角色的能力。

④ 绘画治疗:通过绘画的创作过程,让绘画者将混乱、困惑的内心感受导入直观、有趣的状态,将潜意识内压抑的感情与冲突呈现出来,获得疏解与满足,而达到治疗的效果。

⑤ 沙盘游戏治疗：采用意象的创造性治疗形式，通过创造和象征模式，反映游戏者内心深处意识和无意识之间的沟通和对话，激发患者内在的治愈过程和人格发展。

⑥ 其他方法：应用表达性艺术治疗的原理，还可以结合其他的创造性、娱乐性方法，如陶艺、书法、厨艺、插花艺术等，为患者提供丰富多彩的心理帮助。

（2）表达性艺术治疗的过程：多数表达性艺术治疗分为四个阶段。① 准备期：热身、建立安全感；② 孵化期：放松，减少自主性意识控制；③ 启迪期：意义开始逐渐呈现，包括积极方面和消极方面；④ 评价期：讨论过程意义，准备结束。

四个阶段是从理性控制到感受，再到理性反思的过程。

2. 注意事项

（1）表达性艺术治疗师需要接受专门训练。

（2）对于严重患者，表达性艺术治疗有时仅作为其他治疗的补充，治疗师需要和其他专业人员一起合作。

（3）注意艺术性、科学性原则的结合，注意伦理界限。实施表达性艺术治疗应强调身心灵一体，防止出现强烈的情感反应失控、非常意识状态（或意识改变状态）；避免在治疗师与患者之间发展不恰当的崇拜、依恋关系；不可引入超自然和神秘主义的理念和方法；避免不恰当的身体接触。

（4）根据不同对象选择合适的表达性艺术治疗种类。

第三节　心理救援的研究热点与发展趋势

一、心理救援的研究热点

2006 年 Reyes G. 和 Jacobs G. A. 出版《国际灾害心理学手册》，是灾害心理学确立的标志，在融合了灾害学、临床心理学、健康心理学、公共卫生学等多门学科的基础上构建知识体系。

危机干预的主要目标之一是让当事者学会应付困难和挫折的一般性方法，这不但有助于渡过当前的危机，而且也有利于以后的适应。干预的基本策略为：主动倾听并热情关注，给予当事者心理上支持；提供疏泄机会，鼓励当事者将自己的内心情感表达出来；解释危机的发展过程，使当事者理解目前的境遇、理解他人的情感，树立自信；给予希望和保持乐观的态度和心境；培养兴趣、鼓励积极参与有关的社交活动；注意社会支持系统的作用，鼓励当事者多与家人、亲友、同事接触和联系，减少孤独和隔离。目前比较流行的危机干预的方法包括：

1. 关键事件应激报告法（CISD）

关键事件应激报告法首先由 Mitchell 提出，最初是为维护应激事件救护工作者身心健康的干预措施，后被多次修改完善并推广使用，现已经开始用来干预遭受各种创伤的个人,分为正式援助和非正式援助两种类型。非正式援助型由受过训练的专业人员在现场进行急性应激干预,整个过程大概需要 1 小时。而正式援助型的干预则分为 7 个阶段进行,通常在伤害事件发生的 24 小时内进行,一般需要 2～3 小时。具体步骤包括:

(1) 介绍小组成员和干预过程,与当事者建立相互信任关系。

(2) 要求所有当事者从自己的观察角度出发,提供危机事件中发生的一些具体事实。

(3) 鼓励当事者揭示出自己有关事件的最初和最痛苦的想法,让情绪表露出来。

(4) 挖掘当事者在危机事件中最痛苦的一部分经历,鼓励他们承认并表达各自情感。

(5) 要求小组成员回顾各自在事件中的情感、行为、认知和躯体体验,以便对事件产生更深刻的认识。

(6) 要求当事者认识到,他们的应激反应是在非常压力之下正常、可理解的行为,并为他们提供一些如何促进整体健康的知识和技能。

(7) 总结修改有关应对策略和计划。CISD 模式对于减轻各类事故引起的心灵创伤,保持内环境稳定,促进个体躯体疾病恢复有重要意义。

关键事件应激报告法是重大灾害后心理干预的比较常用的方法,此疗法常针对幸存者、受害者以及救援工作者,在灾害发生后 24～72 小时内,采取一次性的个人干预或集体干预形式的治疗。通过使当事人集中于创伤经历、重新暴露于危险情景,同时通过干预促使反应正常化、强化有效应对行为。标准的 CISD 在创伤发生后的一周内,对来访者们进行为时 1～3 个小时的一次性治疗,整个治疗过程包括前面所述的 7 个阶段。

不同的意见认为,某些患者不同时期的多重和复杂的创伤不可能在一次的治疗时间内表达清晰和彻底解决,这种一次性的干预不足以防止症状的进一步发展。叙述再现创伤性经历时引起的高唤醒可能会使患者对于创伤性记忆反应过高并试图尽力解释,这些均是急性应激障碍(简称 ASD)和创伤后应激障碍(简称 PTSD)的特征症状。这个过程也可能增加了再次创伤的潜在危险,引起过度反复的负性情;24～72 小时的治疗可能时间太短,CISD 干预的操作程序不可能同时适用于来自不同民族文化背景的个体。

2. 认知行为治疗(CBT)

认知行为治疗是创伤后早期心理干预的有效方法。此疗法对于改善 ASD 和防止以后发展成 PTSD 有一定的疗效。现有研究主要集中在性骚扰、交通事故、工业事故等一般性创伤的领域。记忆重建干预对急诊科交通事故幸存者出院后第 24 小时和 48 小时分别进行干预,在 3～4 月的随访中,PTSD 症状明显低于对照组。回避症状明显降低且比对照组有更大程度的情绪改善。

3. 眼动脱敏与再加工治疗(EMDR)

常被用于创伤后早期的心理干预,由 Francine Shapiro 于 1987 年创建,最初仅为眼动脱敏(EMD),1991 年发展为眼动脱敏与再加工。EMDR 治疗的疗程可分为 8 个步骤,包括采集一般病史和制订计划、稳定和为加工创伤做准备、采集创伤病史、脱敏和修通、巩固植入、身体扫描、结束、反馈与再评估。EMDR 通过激活存在于大脑内的适应性信息加工系统,使来访者在过去的创伤中形成的非适应性的或功能障碍的信息的各个方面转化为适应性的解决方式。

4. 睡眠动力治疗(SDT)

在 1991 年创立,睡眠障碍在创伤后应激症状中很常见,睡眠动力治疗是一种整合标准非药物睡眠疗法和临床药物治疗的新的干预方法,标准的 SDT 每次 2 小时,共 6 次,在一周内完成。操作程序可分解为六个单独的技术:

(1) 睡眠质量自评。

(2) 实施认知行为去条件理论的认知行为教育。

(3) 认知行为治疗结合睡眠卫生知识帮助患者通过刺激控制和睡眠限制等疗法建立新的健康睡眠习惯和行为。

(4) 睡眠相关的情绪处理。

(5) 想象操练治疗。

(6) 生理睡眠自评。

综合以上,心理汇报、认知行为治疗、眼动脱敏和再加工等治疗方法在灾后应用较为普遍。在创伤后早期的治疗干预过程中应动态地确定治疗目标,适当地选择治疗方法和治疗时机,同时应制定准确有效的规程来确定有发展成慢性创伤后问题的高危个体。

二、心理发展的趋势

灾害发生时的心理救助与非灾害时的心理救助有很大的不同,因此,在灾害救助时的观念对于实施心理救助具有指导作用。

(一)Diame Myers 灾害心理救助的主要观念

1. 每一个见证灾害的人均会被灾害影响

在任何一个灾害中,失落及创伤会直接影响许多人;此外,许多在其他非直接接受灾害区域的人,情绪上也会受到影响,即使一个人是透过二手消息或经由一些大众传播媒体得到讯息,也会受到影响。

2. 灾害创伤有两种类型

社会学家 Kai Erikson 曾经描述了两种在大部分的灾害中会接连出现的创伤类型,即个人创伤和集体创伤。个人的创伤被定义为"一种突然撕裂人类防卫的精神上的打击,在此残忍的力量之下,人们无法有效地面对它"。集体创伤则是"一种破坏人们彼此的维系而造成社会生活基本构成的打击,进而破坏小区的共同体感觉"。个人的创伤会表现在幸存者所感受到的压力反应及哀伤反应;集体创伤提供幸存者彼此间以及与灾害地的社会联结。灾害几乎破坏了所有的日常生活以及财产,人们需住在临时的住所,远离原来的家园及原来的支持系统,如社区、医院、幼儿园及休闲场所;工作可能中断,缺乏交通设施或因为压力而无法专心工作;孩子们可能因为搬离而失去朋友或与学校的关系;疲惫以及易怒容易增加家庭冲突而逐渐损伤家人间的关系与联系等。集体创伤通常较不容易引起救助人员的关注。

3. 大部分人在地震后会聚集在一起救灾,但效果常打折扣

在灾害救助的早期阶段,人们经常会有许多全力以赴、乐观及利他主义的表现,然而,经常有很多的行动是低效率的;当失落的影响及意义变得越来越真实,忧伤的反应会越来越强烈;当疲惫来临、挫折及幻灭积累,更多的压力症状可能开始出现。认知功能的降低(短期记忆力丧失、混乱、无法决定优先级及下决定等)可能因为压力及疲惫而出现,这将使幸存者降低做重要决定的能力以及对复原采取必要措施的能力降低。

4. 灾害后的压力及哀伤反应是对不正常状况的正常反应

大部分的灾害幸存者原本都是正常人,可以在每天生活的压力及责任下执行适当的功能。然而,加上灾害的压力之后,大部分的人都会有情绪或心理耗竭的表现;这些反应包括创伤后压力反应及哀伤反应,这是一种对异常或非常态环境下可能出现的正常反应,幸存者、小区的居民及救灾者,都可能会经历这些反应,这样的反应经常是短暂的,而非一种严重的心理困扰或心理疾病。

5. 许多幸存者的情绪反应来自灾害所产生的生活问题

由于灾害破坏了日常生活许多层面,许多幸存者的问题是立即而实际的,如人们可能需要协助寻找失踪的亲人、寻觅暂时的住所、衣服及食物、找到交通工具、医疗服务、药物、房屋拆除、挖掘以及清理、申请经济补助、失业保险、确认灾民身份等事情。

6. 灾害救助的过程被称作第二度灾害

灾害后的救助过程常常因为在获得临时住所、取回财产、得到重建许可、申请政府的补助、寻求保险理赔以及从公家或私人单位取得协助的过程,会被一些规定、繁琐的手续、争论、拖延、失望所烦恼,加之救助初期通常不会顾及灾民个别的需求,因此,灾害救助的过程有时被称作第二度灾害。

7. 大部分人不知道他们需要心理卫生的服务,也不会去寻求此方面的协助

经历灾害的人们通常不愿意接受心理的援助,因为他们不想在灾害中失去了所有的东西,而又被认为是心理不正常;此外,大部分的灾害幸存者常苦于要花很多时间去处理一些恢复正常生活所需的具体事物,无暇顾及心理方面的协助。

8. 幸存者可能会拒绝各种方式的协助

灾害来临的时候,人们可能忙于清理及应付一些现实的要求,而忘记寻找可提供协助的资源。

9. 灾害心理卫生协助经常在本质上偏离实际层面而非心理层面

大部分的幸存者都是被极大压力所暂时干扰的人,在正常环境下自我的功能是能运作的,许多心理卫生工作刚开始都是在具体的事项上给予一些协助。

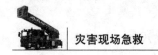

10. 灾害心理卫生协助常需去配合他们所服务小区的特性

当规划心理卫生康复计划时，应该充分考虑到小区因灾害所影响的人口分布及特色。城市、郊区及乡村各有不同的需求、资源、传统以及价值观，因此，计划必须考虑到小区的族群及文化特质，而提供的服务必须符合当地的文化及表达方式。

11. 心理卫生工作人员积极主动

为了顺利地介入灾害事件的处理，需搁置传统的方法，采取积极主动接触的方式以避免心理卫生的标签作用。幸存者对他人主动的关心与在乎有良好反应。

12. 各种介入需配合

灾害的各阶段支持系统对于复原来说是非常重要的，对个人而言，最重要的支持系统是家庭，对于那些支持系统有限的人，灾害支持团体可能会有帮助。

（二）积极心理学视角的灾害心理救助观念

灾害有一种不可抗拒、压倒一切的力量，飓风、海啸、洪水、地震、战乱这些灾害会让人感到自卑和个体的渺小。不仅在灾害发生时对个体产生剧烈的摧毁性影响，并且在灾害发生后，导致这些不幸遭受灾害的人们在未来还会过不幸的生活，陷入所谓的"回溯式的思考方式"。

1. 灾害中的心理复原力

加州大学教授 Werner 及其同事们在夏威夷进行了一项 20 多年的追踪研究，发现不利的生活事件对儿童造成了不利影响，有 1/3 儿童最终能够从高危环境中走出来，不但没有表现出严重的学习或行为问题，而且很好地适应了家庭和学校生活，实现了教育和职业发展的目标。Werner 和 Simith（1982）总结了可能影响这些人群的一些特征，称之为"保护性因素"，主要包括：

（1）智力正常和获得别人肯定反应的倾向。

（2）长辈或哥姐起到"替代性父母"的情感纽带作用。

（3）外部支持系统，如同辈群体或学校，这些能够使觉得环境是可控的，是安全的，是可预测的，并且对掌控未来有信心。

由此，人们开始意识到，在灾害面前，个体的表现是有差异的，并不是所有的人都会产生不良适应，有的人会安然度过。

在后来的深入研究中人们发现，在不利条件下的积极适应是一个逐渐发展的过程，会随着环境改变发生一些变化。这有助于理解在汶川地震中一些复杂现象，如在媒体面前表现得很坚强的小伙子，后来也被发现患上了心理疾病。所以，在一些情况下人们容易受到伤害，而在另外一些情况下人们却能表现出积极的适应能力。这种事实帮助我们理解，环境发生了变化会使个体出现不尽相同的行为表现，这就说明，复原力并不是一种完全稳定、不变的特质。

总而言之，我们这样理解复原力：灾害对人的影响存在着保护性因素的中介作用；灾害后人的心理适应状况存在着个体差异。当灾害到来时，对原本处于平衡状态的心理造成冲击,身心平衡状况会出现瓦解及重新调适整合的过程。由于个体之间保护性因素的差异,有的人经历灾害后,应对灾害的能力增强了,而有的人却会长期处于功能紊乱状态。复原力强调面临困难、压力和逆境下的成功的适应能力。

可见,复原力是一个心理适应过程,它本身并不是稳定的,也处在不断变化和发展中;复原力不局限于个体水平,也会体现在群体、组织和社会层面。所以,复原力是在面对外部突发事件或灾害时,能集合内在的适应能力,是积极正面导向和适应的过程。

2. 主观幸福感

汶川、玉树、舟曲地震给受灾群众造成了巨大的心理创伤,进入重建阶段后,当地政府、各种救援机构采取了多种方式,帮助受灾群众重新恢复信心,促进他们感受到幸福、快乐,远离心理阴影。如安排青少年前往俄罗斯、匈牙利疗养,参与奥运活动,到对口支援城市学习等;帮助他们重组家庭;社工组织建立幸福社区、温馨家园等板房生活小区,组织体育比赛、文娱活动等等。这些活动的开展让灾害重建中的民众恢复了信心,适应了新的生活,感到了久违的幸福。

在灾害救助过程中,政府和救助者期待受到灾害影响的地区尽快恢复正常的生活和生产。然而,人们发现,普通老百姓并不会特别关注 CPI、基尼系数、恩格尔系数等一系列枯燥的经济数字,除非这些数字与他们的幸福感受相关。追求幸福、寻找希望是灾害中人们恢复正常生活最重要的动力之一。因此,灾害心理学的研究和幸福感的研究是不可分离的。心理学者更加关注人的主观感受,主要探索主观幸福感,外部因素如性别、收入、教育等因素只能解释不足 20% 的主观幸福感方差变异,更多的影响来自个体的认知方式、个性、气质等内部因素。

3. 心理资源

心理资源是个体在成长和发展过程中表现出来的一种积极心理状态,从四方面理解:自我效能感、乐观、希望和复原力。

(1) 在面对危机、充满挑战性时,有信心(自我效能)并能付出必要的努力、不断争取成功。

(2) 对现在和未来的成功有积极的期待(乐观)。

(3) 对目标充满期待,为争取成功不断调整实现目标的途径(希望)。

(4) 当身处逆境和被问题困扰时,能够锲而不舍,迅速恢复并超越自我,以取得成功(复原力)。

心理资源对于灾害心理学研究的意义在于,帮助人们面对灾害,理解和调动积极的力量来促进积极的康复。更重要的是,心理资源的要素是可以测量和开发的。因此,在预防、应对、重建等各个心理干预的过程中,我们就可以从积极主义心理学这一新的视角,来拓展宣传预防、教育训练、灾害应对、心理干预和能力提升方面的工作,从个体、群体和机构等多方面来改善灾害心理应对、援助和重建工作。

灾害发生后,人们首先用惯常解决问题的方法来应对,如果凭个人的抗衡能力,加上外力的协助,足以化解危机,就会恢复往常的平衡;而惯常的方法失败后,无法解决受创的个人、家庭、社区、组织出现的脆弱状态，就会出现失衡状态。于是，发展创新的方法以便尽快在新的环境中恢复平衡，例如防灾技术、压力管理、自救自助、人际沟通、养生之道等，而这些新的解决问题的方法，能增进未来应对灾害的能力；灾害的损害已难以补救，如果不能从中获得教训，学习到解决问题的能力，才是最大的灾害。

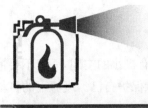

第九章
常见灾害和突发事件的急救处置

DI JIU ZHANG

第一节　　　　　地　震

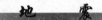

　　地震,即地球表层的快速振动,又称为地动。它发源于地下某一点,该点称为震源。振动从震源传出,在地层中传播。地面上离震源最近的一点称为震中,它是接受振动最早的部位。大地震动是地震最直观、最普遍的表现。地震常常造成严重的人员伤亡,能引起火灾、水灾、有毒气体泄漏、细菌及放射性物质扩散,还可能造成海啸、滑坡、崩塌、地裂缝等次生灾害。地震是极其频繁的,全球每年发生大小地震约 500 万次。

　　地震分为天然地震和人工地震两大类。天然地震主要是构造地震,它是由于地下深处岩石破裂、错动把长期积累起来的能量急剧释放出来,以地震波的形式向四面八方传播出去,到地表引起山摇地动,构造地震占地震总数的 90% 以上。其次是由火山喷发引起的地震,称为火山地震,约占地震总数的 7%。此外,某些特殊情况下也会产生地震,如岩洞崩塌(陷落地震)、大陨石冲击地面(陨石冲击地震)等。简单地说,地震原因主要有地球各个大板块之间互相挤压和火山喷发等。

　　地震所引起的地面振动是一种复杂的运动,它是由纵波和横波共同作用的结果。在震中区,纵波使地面上下颠动,横波使地面水平晃动。由于纵波传播速度较快,衰减也较快,横波传播速度较慢,衰减也较慢,因此,离震中较远的地方,往往感觉不到上下跳动,但能感到水平晃动。

　　地震本身的大小,用震级表示,根据地震时释放的弹性波能量大小来确定震级。我国一般采用里氏震级。通常把小于 2.5 级的地震叫小地震,2.5～4.7 级的地震叫有感地震,大于 4.7 级的地震称为破坏性地震。震级每相差 1 级,地震释放的能量相差约 30 倍,比如一个 7 级地震相当于 30 个 6 级地震,或相当于 900 个 5 级地震。震级相差 0.1 级,释放的能量平均相差 1.4 倍。

　　当某地发生一个较大地震时,在一段时间内,往往会发生一系列地震,其中最大的一个地震称为主震,主震之前发生的地震为前震,主震之后发生的地震为余震。

　　人工地震是由人为活动引起的地震。如工业爆破、地下核爆炸造成的振动,在深井

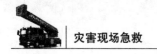

中进行高压注水及大水库蓄水后增加了地壳的压力,有时也会诱发地震。

一、自救与互救

(一)震后自救,维持生命是首务

地震时如被埋压在废墟下,周围又是一片漆黑,只有极小的空间,一定不要惊慌,要沉着,树立生存的信心,相信会有人来救你,要千方百计保护自己。废墟下的自救,要注意以下几点:

1. 改善生存环境

地震后,往往还有多次余震发生,处境可能继续恶化,为了免遭新的伤害,要尽量创造条件,改善自己所处环境。避开身体上方不结实的倒塌物和其他容易引起掉落的物体;扩大和稳定生存空间,用砖块、木棍等支撑残垣断壁,以防余震发生后环境进一步恶化。

2. 保持呼吸畅通

要注意保护呼吸道,挪开头部、胸部的杂物,闻到煤气、毒气时,用湿衣服等物捂住口、鼻。此时,如果有应急包在身旁,将会为你的脱险起很大作用。

3. 设法脱离险境

如果找不到脱离险境的通道,尽量保存体力,用石块敲击能发出声响的物体,向外发出呼救信号,不要哭喊、急躁和盲目行动,因为这样会大量消耗精力和体力,尽可能控制自己的情绪或闭目休息,等待救援人员到来。如果受伤,要想法包扎,避免流血过多。

4. 珍爱你的生命

如果被埋在废墟下的时间比较长,救援人员仍未到,或者没有听到呼救信号,就要想办法维持自己的生命,防震包的水和食品一定要节约,尽量寻找食品和饮用水,必要时自己的尿液也能起到解渴作用。

(二)震后互救,牢记“四先”“四注意”

震后,外界救灾队伍不可能立即赶到救灾现场,在这种情况下,为使更多被埋压在废墟下的人员获得宝贵的生命,积极投入互救是减少人员伤亡最及时、最有效的办法。

为了最大限度地营救遇险者,震后互救应遵循以下原则:“先多后少”,即先救被埋压人员多的地方;“先近后远”,即先救近处被埋压人员;“先易后难”,即先救容易救出的人员;“先轻后重”,即先救轻伤和强壮人员,扩大营救队伍。坚定信心,保持镇定,争分夺秒,耽误时间越短,生存希望就越大。

营救过程中,要特别注意埋压人员的安全,做到“四个注意”:一是使用的工具(如铁棒、锄头、棍棒等)不要伤及埋压人员;二是不要破坏埋压人员所处空间周围的支撑条件,引起新的垮塌,使埋压人员再次遇险;三是应尽快与埋压人员的封闭空间沟通,使新鲜空气流入,挖扒中如尘土太大应喷水降尘,以免埋压者窒息;四是应确定伤员的头部位置,以最快的轻巧动作,暴露头部,并迅速清除口鼻内的尘土,再使胸腹部露出。要先将被埋压人员的头部从废墟中暴露出来,清除口鼻内的尘土,以保证其呼吸畅通,对于伤害严重,不能自行离开埋压处的人员,应该设法小心地清除其身上和周围的埋压物,再将被埋压人员抬出废墟,切忌强拉硬拖。

地震后,每个人的身边都有可能见到重症伤员,如果救助不当,往往适得其反,造成不良后果。因此,在救助伤员时,请务必记住以下注意事项。

1. 对于埋压时间较长、一时又难以救出的伤员,可设法向埋压者输送饮用水、食品和药品,以维持其生命。对于已救出的伤员,虽然长时间处于饥饿状态,但也不能一下子喂过多食物。

2. 埋压在黑暗中时间较长的伤员,被救出后要用深色布料蒙上眼睛,避免强光刺激。对伤者,根据受伤轻重,采取包扎或送医疗点抢救治疗。

3. 地震中的伤员多为复合伤,且伤情严重,特别是窒息的发生率很高。因此,对救出的伤员首先要检查有无呼吸和颈动脉搏动,尽快清除口鼻内异物,使呼吸道通畅。对呼吸心跳停止者立即行心肺复苏术。对可能存在颈椎骨折或脊柱骨折的伤员,要小心保护颈椎或脊柱,并采取四人或三人搬运法将伤员搬至担架上,固定后尽快送往医院。对四肢骨折、肋骨骨折和骨盆骨折要采取所需要的方法固定。如为开放性骨折要注意有无气胸、血气胸,特别要注意有无很快置人于死地的张力性气胸。如有应及时处理后再送医院,以免伤员死于运送途中。

4. 凡地震中有软组织破损的伤员,均应注射破伤风抗毒素,以预防破伤风的发生。

5. 有颅脑外伤者应注意保护头部,予以包扎,静脉滴注脱水剂以降低颅内压。如 20% 甘露醇 250 mL 等,并注意观察血压、呼吸和脉搏的变化,及时送到有条件的医院。

二、现场救护

尽早给予伤员紧急恰当的处置,为挽救伤员的生命争取时间。救护过程中应在保证重点救护的基础上,避免遗漏潜在的伤情。

(一)基础生命支持(心肺复苏、通气、静脉滴注)

1. 心肺复苏

在各种灾害、突发事件的救援中,现场维持、恢复生命的基本抢救技能是"心肺复苏(CPR)"。实施初级心肺复苏是挽救呼吸、心脏骤停者的基本措施,有指征时必须即刻实施,以挽救生命,降低死亡率。

2. 通气

地震引起的房屋倒塌、山体滑坡等造成伤员头面胸部严重创伤或在短时间内吸入大量泥土粉尘均可导致窒息或呼吸道不畅。保持气道开放是首要环节,现场保持气道开放主要是清理呼吸道异物,使用侧头、仰头抬颏、口鼻咽通气法开放气道。有条件者可采取紧急气管插管、环甲膜穿刺术,在实施气道开放的过程中,应注意对怀疑颈椎骨折伤员的保护。

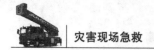

3. 静脉滴注

地震伤员因创伤失血、饥饿、脱水、创面感染、渗出等原因,几乎都存在不同程度的低血容量。应迅速建立有效的静脉通路,可选择四肢大血管、颈外静脉进行留置针穿刺,输入大量补充代血浆及扩容液体,以维持血压、循环功能,支持伤员的基础生命状态,等待有条件时立即转运。

(二)创伤救护(止血包扎、固定搬运)

1. 止血和包扎

紧急止血对有活动性出血的伤员十分重要,常用的止血方法有指压法、直接压迫止血法、加压包扎法、填塞法和止血带法等。使用时根据具体情况,可以选择一种,也可以几种结合起来。对于开放性骨折,创口可用无菌或清洁布类包扎以减少污染。戳出创口的骨折端一般不主张回复,以免将污物带到创口深处和造成组织再度损伤。对于闭合性骨折,不必脱去患肢的衣裤,尽可能减少搬动,以免疼痛增加患者痛苦。对于肿胀严重的,可以适当剪开衣袖裤脚,减轻压迫。

2. 固定和搬运

骨折在所有创伤中占第一位,19%～25%是脊柱骨折,其中30%～40%可出现损伤性截瘫,而大多数截瘫是在搬运过程中病情加重所致。颈后剧痛的伤者可能有颈椎损伤,容易出现高位截瘫、呼吸肌麻痹等,应该立即用颈托或用敷料、硬板纸、塑料板做成颈圈以固定其颈部,确保头颈部不发生前后左右摆动。怀疑脊椎损伤者,应由3～4人平托伤员至木板上,即轴向搬运,然后再用绷带固定身体,避免拖拽肢体或肩扛,防止躯干扭动弯曲。如现场只有一个人,应该在伤员后面,将伤员头部靠在急救者的肩上或者前胸,缓慢地向后拖拉伤员,使其仰卧于木板上固定。四肢骨折现场固定可采取专用的夹板或就地取材木棍或树枝,也可将骨折的肢体固定于躯干部或者健侧,固定的范围应包括骨折部位上下两个关节。肋骨骨折时尽量不要过多挪动胸部或反复用手检查触摸,可用无菌敷料包住伤口,并用绷带或胶布裹紧胸部以限制肋骨活动。如胸部损伤处闻及随呼吸运动发出的气流声,提示开放性气胸,应立即对胸部创口密闭包扎;对于极度呼吸困难、发绀、单侧肋间隙饱满与叩诊鼓音、气管移向健侧的患者,提示张力性气胸,应立即采用粗针头放气减压。如有血液或清澈透明液体自鼻腔或耳道流出,可疑颅底骨折,不能用棉球、纱布等填塞,以免造成反流,增加颅内压和引发颅内感染,而应该及时擦拭流出的液体,保持局部清洁。

(三)特殊损伤救护

1. 挤压综合征

对于挤压综合征的伤员被重物挤压引起肢体肿胀发绀时,力争及早解除重物压迫,保持伤肢制动,不能对患处按摩、热敷或结扎,以免局部产生的肌红蛋白和毒素入血,引发或加重急性肾功能衰竭。伤肢不能抬高,应在患处用冷毛巾或冰块冷敷降温,尽量减少毒素吸收。可鼓励患者多饮水,尤其建议饮用碱性饮料以碱化尿液,避免肌红蛋白在肾小管内沉积。

2. 锐器插入伤

锐器插入人体后,嵌在伤口内,损伤局部血管、神经和肌肉。如果将锐器拔掉,伤口暴露,很可能出血不止致休克,细菌也会趁机进入伤口引起感染。正确的做法是将两块棉垫安置于锐器两侧以固定锐器,再用绷带将棉垫包扎固定。

3. 腹部开放性损伤

如有腹腔内肠管脱出,不能立即还纳,应该先用干净器皿保护脱出的肠管后再包扎,不宜将敷料直接包扎在脱出的肠管上。

4. 肢体离断伤

肢体近端扎充气式或橡皮止血带止血,记录上止血带时间;断肢残端用无菌敷料覆盖,并用三角巾或绷带加压包扎。离断肢体严禁用盐水、酒精、消毒液等清洗或浸泡;断肢可用无菌或清洁敷料包好,外罩塑料袋后放入加盖容器中,周围加冰块低温保存;短时间内迅速将伤员送往有条件的医院处理。

5. 开放性气胸

患者坐下或半卧位,向伤侧倾斜,保持呼吸道通畅及保持安定,用干净的塑料袋或类似物品覆盖于伤口,三面贴牢,鼓励患者用手压住伤口止血。

6. 眼外伤

无论伤情轻重,及时去医院就诊,发生眼球出血、瞳孔散大或变形,眼内容物脱出等症状时,尽快送医院救治。保护伤眼,禁止加压包扎,哪怕是很小的压力,都可能使眼内组织及眼内容物流出,加重伤情。注意颅骨、鼻骨骨折造成的其他损伤。

7. 下颌骨骨折

清除口腔及鼻腔中的血块及异物,将位移的组织复位后加压包扎止血。对颌弓破坏,舌肌失去支持的,用安全别针或粗线于舌尖后 2 cm 处正中线穿过舌全层,将舌拉出固定于口外的绷带或衣襟上。

8. 皮肤烫伤

迅速用大量清水冲洗降温,用冰或冰水冷却烧伤创面,时间不超过 10 分钟,特别是烧伤面积较大的(20％以上)。消毒的敷料外敷,并保持水疱完整。

9. 男性生殖器损伤

应静卧休息,悬吊阴囊,急送医院。

10. 地震伤感染

地震现场环境严重污染,抢救伤员设施差,伤员伤口极易被各种致病菌侵入造成感染。尤其是破伤风杆菌和气性坏疽对创口的威胁最大,死亡率很高。在早期抢救过程中应特别注意做好清创和预防注射工作。一经发生感染,应立即采取隔离治疗。

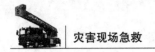

（四）安全转运

经过初步的急救处理后,必须迅速将重伤员转运到救援基地或医院做进一步的治疗和处理。

1. 转运前的风险评估和物品准备

评估伤员是否符合安全转运条件,认真核对资料,由于伤员众多,转运时间紧急,必须迅速判断伤员是否适合转运。转运标准基本满足以下两个条件:① 生命体征基本平稳,适合长途转运。② 需继续治疗的伤员或当地医院无条件医治的伤员。急救药品和设备要时刻处于完好状态,由于骨折伤员居多,应充分准备夹板、绷带、石膏、颈托等物品;贮备必要的医疗及生活物资以备急需。

2. 正确搬运,妥善固定

灾后损伤以外伤骨折居多,在搬运方法上尤为重要,医疗队员需要采取措施保证幸存者不再受到进一步损害。尤其是对颈、胸、腰椎骨折的伤员要使脊柱保持平稳,保持在一个水平面上,不要扭曲,运送过程中应做到平稳安全,避免颠簸。在受损伤的肢体下放置软枕,以缓冲路途颠簸造成的骨折错位及疼痛,妥善固定伤员的身体,以防坠落,尤其要注意对伤员头部的保护。

3. 病情观察

由于伤员的病情及当时所面临的转运条件不尽相同,护理工作点多面广,存在不安全因素,在转运过程中,要把严密观察病情贯穿始终。对于所有伤员均应注意密切监测生命体征,及时发现问题并处理,有重点地观察病情。骨折的伤员,尤其是脊柱损伤的伤员注意观察神经反射、肌力、感觉功能;截肢的伤员注意对血压、尿量的监测,及时发现挤压综合征引起的肾功能衰竭;肺损伤、血气胸、有开放气道的伤员注意监测呼吸情况,有无反常呼吸,保持气道通畅,注意血氧饱和度的变化;颅脑损伤的伤员注意意识、瞳孔的变化;有伤口的伤员,注意体温的变化,伤口的渗出情况。

（五）心理干预

地震对伤员的心理打击是常人不能体会到的,他们不仅仅要承受着巨大的肉体痛苦,还承受着失去亲人的巨大心理震撼。医护人员在救治伤员的同时,实施积极的心理干预,向他们宣传随时可能到来的外界支援,增强其战胜肉体伤痛的信心,最大限度降低伤员的精神压力。

由于地震灾害的毁灭性、突发性、地域性等特点,决定了伤员伤情的严重性和复杂性,伤员往往成批出现,且伤势紧急、危重、变化快,抢救要争分夺秒。快速的伤情评估和检伤分类能使伤员在受伤后的黄金 1 小时,白金 10 分钟尽快获得有效救护,而无论是基础急救还是心肺复苏,现场救护人员是最早的实施者。因此,主动、及时、有效的急救措施对抢救工作的成功至关重要。

三、震后灾区的医疗卫生工作

灾害发生后应迅速组织协调应急医疗队伍赶赴现场,抢救受伤群众,必要时建立战地医院或医疗点,实施现场救治。加强救护车、医疗器械、药品和血浆的组织调度,特别是加大对重灾区及偏远地区医疗器械、药品供应,确保被救人员得到及时医治,最大程度减少伤员致死、致残。统筹周边地区的医疗资源,根据需要分流重伤员,实施异地救治,开展灾后心理援助。加强灾区卫生防疫工作,及时对灾区水源进行监测消毒,加强食品和饮用水卫生监督;妥善处置遇难者遗体,做好死亡动物、医疗废弃物、生活垃圾、粪便等消毒和无害化处理;加强鼠疫、狂犬病的监测、防控和处理,及时接种疫苗;实行重大传染病和突发卫生事件每日报告制度。

第二节　　　　　　火　　灾

火灾事故现场常常造成群死群伤情况的发生,如新疆克拉玛依友谊会堂火灾死亡325人;河南洛阳东都商厦火灾夺去309条人命;吉林市中百商厦火灾死54人;浙江海宁火灾死亡39人;上海静安区公寓大楼火灾造成58人死亡、71人受伤等。做好人员密集场所的火灾自救与互救,及时正确对伤员进行现场救护十分必要。

一、自救与互救

自救是常用的逃生方法,在实施自救行动之前,一定要强制自己保持头脑冷静,根据周围环境和各种自然条件,选择自救的方式。自救的逃生方法主要有:① 立即离开危险区域;② 选择简便、安全的通道和疏散设施;③ 准备简易防护器材;④ 自制简易救生器材,切勿跳楼;⑤ 创造避难场所。

互救是指在火灾时表现舍己救人,以帮助他人为目的的行为。互救分为自发性互救和有组织的互救。

火场逃生自救互救十条:

(1) 熟悉环境,记清方位,明确路线,迅速撤离。

(2) 通道不堵,出口不封,门不上锁,确保畅通。

(3) 听从指挥,不拥不挤,相互照应,有序撤离。

(4) 发生意外,呼唤他人,不拖时间,不贪财物。

(5) 自我防护,低姿匍匐,湿巾捂鼻,防止毒气。

(6) 直奔通道,顺序疏散,不入电梯,以防被关。

(7) 保持镇静,就地取材,自制绳索,安全逃生。

(8) 烟火封道,关紧门窗,湿布塞缝,防烟侵入。

(9) 火已烧身,切勿惊跑,就地打滚,压灭火苗。

(10) 无法自逃,向外招呼,让人救援,脱离困境。

二、现场救护

火灾现场的急救原则是迅速移除致伤源,脱离现场,保护创面,维持呼吸道畅通并

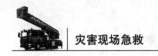

及时给予适当的处理。有效的现场急救可以减轻损伤程度,减轻受伤者的痛苦,降低并发症和死亡率。烧伤伤病员的现场急救是后期烧伤治疗的基础,对伤病员的预后和生命安全都有十分重要的影响。

(一)热力烧伤的现场救护

1. 判断

热力烧伤一般包括热水、热液、蒸气、火焰和热固体以及辐射所造成的烧伤。可造成局部组织损伤,轻者损伤皮肤,出现肿胀、水疱、疼痛;重者皮肤烧焦,甚至血管、神经、肌腱等同时受损,呼吸道烧伤。如出现口渴、烦躁不安、尿少、脉快而细、血压即将下降、四肢厥冷、发绀、苍白、呼吸增快等症状,则提示出现烧伤休克。

2. 现场救护

(1) 冷疗　用冷清水冲洗或浸泡伤处,降低表面温度,水温要求不严格,15～20 ℃即可。冷水冲洗的水流与时间应结合季节、室温、烧伤面积、伤病员体质,如果气温低、烧伤面积大、年老体弱者不能耐受较大体表范围的冷水冲洗,亦可用纱布垫或毛巾浸冷水后敷于局部半小时至 1 小时。

(2) 一度烧烫伤　可涂上外用烧烫伤膏药,一般 3～7 天治愈。

(3) 二度烧烫伤　表皮水疱不要刺破,冲洗后的创面不要随意涂抹油脂或膏药,以免影响清创和对烧伤深度的诊断。创面可用无菌敷料、清洁布单或被服覆盖,尽量避免与外界直接接触,以保护创面,防止污染或再损伤。

(4) 保持呼吸道通畅及复苏　对呼吸窒息者应行人工呼吸,如发生气道梗阻,须及时做气管切开;对呼吸心跳停止者应立即实施心脏复苏等。

(5) 补液与后送　遇有大面积烧伤伤病员或严重烧伤、休克者,如果现场条件许可应立即建立静脉通道,快速有效地对其补液,及早纠正休克,同时应尽快组织将其转送至有救治条件的医院进行治疗。

(二)吸入性损伤的现场救护

1. 判断

吸入性损伤是指热空气、蒸气、烟雾、有害气体、挥发性化学物质等致伤因素和其中某些物质中的化学成分被人体吸入所造成的呼吸道和肺实质的损伤,以及毒性气体和物质吸入引起的全身性化学中毒。

(1) 轻度吸入性损伤　指声门以上,包括鼻、咽和声门的损伤,表现为黏膜充血、肿胀或形成水疱,黏膜糜烂,尤以声门以上区域肿胀明显。现场伤病员常出现喘息、声音嘶哑、吞咽困难、口鼻渗液多等呼吸道阻塞症状,小儿的这些症状会更明显,可引起窒息死亡。

(2) 中度吸入性损伤　指气管隆崎水平以上,包括喉和气管损伤,临床出现喘息、支气管痉挛。

(3) 重度吸入性损伤　指支气管和肺泡单位水平以上的损伤。伤后立即或短期内出现严重的呼吸困难,并很快出现呼吸衰竭而死亡。

2. 现场救护

(1) 迅速脱离现场　置于通风处,脱去燃烧后和污染的外衣,松解腰带,鼓励咳嗽及深呼吸,翻身拍背。

(2) 观察伤病员生命体征　呼吸心跳停止者,现场立即行心肺复苏。

(3) 保持呼吸道通畅　清除口鼻分泌物和碳粒,保持呼吸道通畅,有条件者立即给予氧气吸入。在现场救护人员技术条件允许的情况下,施行气管内插管。

(4) 迅速后送　迅速转入就近医院医疗,必要时尽快施行气管切开。

(三) 其他合并伤的现场救护

火灾现场造成的损伤,往往还伴有其他损伤,如爆震伤、挤压伤、骨折、内脏损伤、大出血等。在急救中,对危及伤病员生命的合并伤,应迅速给予处理。如活动性出血,应给予压迫或包扎止血;开放性损伤者,应争取灭菌包扎或保护;合并颅脑、脊柱损伤者,应在注意制动下小心搬动;合并骨折者,给予简单固定等。

第三节　　洪　　水

洪水是由暴雨、急骤融冰化雪、风暴潮等自然因素引起的江河湖海水量迅速增加或水位迅猛上涨的水流现象,常威胁有关地方安全或导致淹没灾害。

洪水是一个十分复杂的灾害系统,因为它的诱发因素极为广泛,水系泛滥、风暴、地震、火山爆发、海啸等都可引发洪水,甚至人为的因素也可以造成洪水泛滥。在各种自然灾难中,洪水造成死亡的人口占全部因自然灾难死亡人口的75%,经济损失占到40%。更加严重的是,洪水常发生在人口稠密、农业垦殖度高、江河湖泊集中、降雨充沛的地方,如北半球暖温带、亚热带。中国、孟加拉国是世界上水灾肆虐最频繁的地方,美国、日本、印度和欧洲一些国家水灾也较严重。在中国,20世纪死亡人数超过10万的水灾多数发生在这里,1931年长江发生特大洪水,淹没7省205县,受灾人口达2 860万,死亡14.5万人,随之而来的饥饿、瘟疫致使300万人惨死。而号称"黄河之水天上来"的中华母亲河黄河,曾在历史上决口1 500次,重大改道26次,淹死数百万人。中国甚至在1642年和1938年发生了2次人为的黄河决口,分别淹死34万和89万人。1998年中国的"世纪洪水",在中国大地到处肆虐,29个省受灾,农田受灾面积3.18亿亩,成灾面积1.96亿亩,受灾人口2.23亿人,死亡3 000多人,房屋倒塌497万间,经济损失达1 666亿元。在孟加拉国,1944年发生特大洪水,淹死、饿死300万人,震惊世界。连续的暴雨使恒河水位暴涨,将孟加拉国一半以上的国土淹没。孟加拉国一直洪灾不断。1988年再次发生骇人洪水,淹没1/3以上的国土,使3 000万人无家可归,洪水使这个国家成为全世界最贫穷的国家之一。

洪水灾害主要集中在我国东部。目前,我国1/10的国土面积、5亿人口、5亿亩耕地、100多座大中城市、全国70％的工农业总产值受到洪水灾害的威胁。所以,治洪、抗洪工作刻不容缓。

一、自救与互救

1. 登高暂避

前往高地、山坡、楼房、避洪台。危急时就近攀爬树木、高墙、屋顶。

2. 驾车逃离

如可以驾车逃离,要事先补充油料,行车时遵从警示的指示,注意避让障碍物,如果洪水漫过车身要及时逃出。

3. 巧用器材

如暂避地点难以自保,应及时利用已备的逃生器具转移,或就近利用浮木、门板、桌椅等可以漂浮的物品。如被洪水卷入,要尽可能地抓住固定或漂浮的东西。发现别人落水,要迅速将漂浮器具扔到落水者附近。

4. 理性求救

被洪水包围,要及时和防汛部门联络,报告位置,寻求救援。

5. 危险勿做

切勿惊慌失措、大喊大叫;切勿盲目游泳逃生;切勿接近或攀爬电线杆、高压线铁塔或爬到泥坯房房顶。

二、现场救护

1. 人员和物品的转移

把老、弱、病、残、孕人员和小孩转移到安全地方。把财产和急需物品及时搬到地势较高处,如坚固建筑的屋顶、山丘和高坡等。

2. 紧急救助

其救助主要是在洪水发生过程中进行的,一方面要把落水者救上岸或转移到安全地带,常见的方式有抛救生圈、救生衣等,或者划船、游泳去救人;另一方面是如何抢救溺水人员,最主要的方法是科学地控水和进行人工呼吸。

设法搭救被淹溺的人,将溺水者救出水面,立即清除口鼻内的污泥和异物,使呼吸道通畅,迅速控水;但控水时间不宜过长,以免延误抢救时间。若溺水者出现呼吸和心跳停止时,应立即进行现场的心肺复苏、人工呼吸和胸外心脏按压。待伤病员呼吸和心跳恢复后,及时送往医院,在转运途中仍要继续观察和抢救。(详见第六节)

第四节　　山体滑坡、泥石流

山体滑坡与泥石流是一种由气象灾害引发的次生灾害。这类灾害具有分布广、破坏性强、隐蔽性及容易链状成灾等特点，不仅会阻塞河道与交通、毁坏农田和建筑物，还会造成人员伤亡和财产损失，对生态环境造成巨大破坏。

山体滑坡与泥石流的形成与很多因素有关，如气象、水文、地质构造及人类经济工程活动等，但在大多数情况下与气象因素关系最为密切。我国季风气候显著，暴雨、干旱等许多气象条件常常成为山体滑坡与泥石流的诱发因素。尤其是强降雨（大到暴雨或者大暴雨）及连续降雨，是引发泥石流和山体滑坡的主要原因。

另外，高原地区的冰雪融水、冰湖溃决及冰崩、雪崩融水等也会引发这类灾害。山体滑坡与泥石流多发生在沟壑纵横、坡陡谷深、地表切割强烈、地质构造破碎程度大和植被较差的山区，多发于夏季汛期暴雨频发期，其特点往往表现为发生突然、历时短和破坏力极强。

山体滑坡是指山体斜坡上某一部分岩土在重力（包括岩土本身重力及地下水的动静压力）作用下，沿着一定的软弱结构面（带）产生剪切位移而整体地向斜坡下方移动的作用和现象，俗称"走山""垮山""地滑""土溜"等，是常见地质灾害之一。在我国，山体滑坡的发生类型和分布具有明显的区域性特点：云南、四川、重庆、贵州和西藏等地，秦岭—大巴山地区，西北黄土高原等地为滑坡发生的主要地区；另外，江、河、湖（水库）、沟的岸坡地带，山区铁路、公路、工程建筑物的边坡，以及暴雨多发区及异常的强降雨区也属于滑坡易发和多发区。泥石流主要分布在西南、西北、华北山区和青藏高原边缘山区。

一、自救与互救

一定要做出正确的判断，切忌惊慌失措，不要将其他因素干扰带来的异常视为滑坡来临的前兆。

1. 临时避灾场地的选择

提前搬迁到安全场地是防御滑坡灾害的最佳办法。① 应在滑坡隐患区附近提前选择几处安全的避难场地。② 避灾场地应选择在易滑坡两侧边界外围。在确保安全的情况下，离原居住处越近越好，交通、水、电越方便越好。一定不要将避灾场地选择在滑坡的上坡或下坡，切忌不经全面考察，从一个危险区搬迁到另一个危险区。

2. 滑坡过后，仔细检查房屋各种设施是否遭到损坏

在重新入住之前，应注意检查屋内水、电、煤气等设施是否损坏，管道、电线等是否发生破裂和折断，如发现故障，应立刻修理。一定不要没有仔细进行水、电、煤气安全检查便进入房屋内生活。不要慌张，尽可能将灾害发生的详细情况迅速报告相关政府部

门和单位。做好自身的安全防护工作，一定不要只身前去抢险救灾。

3．正处在滑坡的山体上时沉着冷静，不要慌乱

① 向滑坡方向的两侧逃离，并尽快在周围寻找安全地带。② 当无法继续逃离时，应迅速抱住身边的树木等固定物体，一定不要朝着滑坡方向跑。

4．驱车从发生滑坡地区经过时应严密观察，注意安全行驶

① 注意路上随时可能出现的各种危险，如掉落的石头、树枝等。② 查看清楚前方道路是否存有塌方、沟壑等，以免发生危险。一定不要不探明情况，便驱车通过，刚刚发生滑坡，便通过此地区。

5．发生滑坡后不要再闯入已经发生滑坡的地区找寻损失的财物

① 可以马上参与营救其他遇险者。② 不要在滑坡危险期未过就回发生滑坡的地区居住，以免再次滑坡发生带来危险。③ 滑坡已经过去，在确认自家的房屋远离滑坡区域、完好安全后，方可进入生活。一定不要滑坡停止后，立刻回家检查情况；忽视滑坡会连续发生的危险性。

6．抢救被滑坡掩埋的人和物时应从滑坡体的侧面进行挖掘

① 将滑坡体后缘的水排干。② 从滑坡体的侧面开始挖掘。③ 先救人，后救物。一定不要从滑坡体下缘开挖，只顾自家，不顾他人，这会使滑坡加快。

7．野外露宿时避开陡峭的悬崖和沟壑

避开植被稀少的山坡，非常潮湿的山坡也是滑坡的可能发生地区。一定不要在已出现裂缝的山坡宿营，不要在余震多发时期进入滑坡多发区。

8．遇到山体崩滑时，可躲避在结实的遮蔽物下，或蹲在地坎、地沟里

应注意保护好头部，可利用身边的衣物裹住头部。一定不要顺着滚石方向往山下跑，没有保护头部。

9．外出时避免遭遇滑坡应尽量避免在震后前往滑坡多发地区

非要外出时，一定要远离滑坡多发区。一定不要余震未停便随意外出，不在意滑坡的前兆。

10．在易发生滑坡地区检查房屋及周围物体的变化非常重要

① 检查房屋地下室的墙上是否存有裂缝、裂纹。② 观察房屋周围的电线杆是否有朝向一方倾斜的现象。③ 房屋附近的柏油马路是否已发生变形。住进房屋前一定不能不做任何检查，或错把人为原因造成的门、墙裂缝以及电线杆倾斜当作滑坡前兆。

11．撤离路线必须经过实地勘察，确定正确的撤离路线

由地质专家实地进行考察勘测后再行撤离。一定不要慌不择路，进入危险区；不要不听从统一安排，自择路线。

12．注意防范

发现河谷里已有泥石流形成，应及时通知大家转移，在逃离过程中，应照顾好老弱

病残者。一定不要暴雨时在山谷中行走,听到山谷中有声响而不在乎。

13. 野外露宿时千万不要在山谷和河沟底部露宿

① 露宿时避开有滚石和大量堆积物的山坡下面。② 可露宿在平整的高地。一定不要在山谷中露宿,不要在有大量堆积物的山坡下避风、休息,不要在河滩上露宿。

二、现场救护

1. 救护原则

本着"先易后难,先救人后救物,先伤员后尸体,先重伤后轻伤"的原则进行。

2. 现场安全监控

现场应设置安全员,安全员应在不同方位全过程观察山体变化情况,一旦发现垮塌征兆要立即发出警示信号,救援人员要迅速、安全撤离现场。

3. 避开危险区作业

救援人员不得聚集在山体结构已经明显松动的区域作业,避免山体再次垮塌,给救援人员和被困人员带来危险。

4. 防止伤害被埋压人员

救援初期,不得直接使用大型铲车、吊车、推土机等施工机械车辆清理现场。未完全确认已无埋压人员的情况下,一般不得使用大型挖掘机。当接近被埋压人员时,应在确保不会发生坍塌的前提下,小心移动障碍物,防止伤害被埋压人员。采用起重设备救人时,不能盲目蛮干,必须认真研究受力情况。尤其是使用机械作业时,每台机械都必须配有观察员,发现异常征兆应立即停车,防止因强挖硬拉而造成误伤。

5. 协同配合

加强同消防、公安、国土、安监、卫生、交通、民政、城建、通信等部门的合作,协同配合开展救援行动。

第五节　　　龙卷风

2016年6月23日下午2点30左右,盐城阜宁、射阳部分地区出现强雷电冰雹、短时降雨、龙卷风等强对流天气,共造成99人死亡,受伤846人,房屋倒塌、道路受阻、设施农业受损严重。

2011年5月28日,美国密苏里州乔普林市龙卷风确认遇难人数上升至139人,成为美国1950年官方记录龙卷风灾情以来致死人数最多的单起龙卷风灾难。当年美国境内发生的龙卷风灾难已确认致死520人,是60年来最具杀伤力的一年。

1989年4月26日,发生在孟加拉国的一次龙卷风,造成1 300人死亡,12 000人受伤,是有记录以来的,伤人最多的龙卷风。孟加拉国的这次龙卷风,破坏最严重的地区,

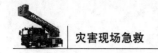

无数的树木被连根拔起,在一片6平方公里的范围内,每家每户都被完全摧毁,夷为平地,导致8万人无家可归。

龙卷风是在极不稳定天气下,由两股空气强烈对流运动而产生的一种伴随着高速旋转的漏斗状云柱的强风漩涡,其猛烈的旋风可横扫地面上的物体。龙卷风外貌奇特,它上部是一块乌黑或浓灰的积雨云,下部是下垂着的形如大象鼻子的漏斗状云柱,风速一般每秒钟50~100米,有时可达每秒钟300米。由于龙卷风内部空气极为稀薄,导致温度急剧降低,促使水汽迅速凝结,这也是形成漏斗云柱的重要原因。

龙卷风的风力可达12级以上,甚至可达每秒钟100米以上,一般伴有雷雨,有时也伴有冰雹。空气绕龙卷的轴快速旋转,受龙卷中心气压极度减小的吸引,近地面几十米厚的一薄层空气内,气流被从四面八方吸入涡旋的底部,并随即变为绕轴心向上的涡流。龙卷中的风总是气旋性的,其中心的气压可以比周围气压低10%,一般可低至400百帕,最低可达200百帕。龙卷风具有很大的吸吮作用,可把海(湖)水吸离海(湖)面,形成水柱,然后同云相接,也被形象地称为"龙取水"。

龙卷风这种自然现象是云层中雷暴的产物。具体地说,龙卷风就是雷暴巨大能量中的一小部分在很小的区域内集中释放的一种形式。它是大气中最强烈的涡旋现象,常发生于夏季的雷雨天气,尤其以下午至傍晚最为多见;袭击范围小,龙卷风的直径一般为十几米到数百米;龙卷风的生存时间一般只有几分钟,最长也不超过数小时;风力特别大,破坏力极强,造成的灾害很严重。龙卷风经过的地方往往使成片庄稼、成万株果木瞬间被毁,令交通中断,房屋倒塌,人畜生命遭受损失。常会发生拔起大树、掀翻车辆、摧毁建筑物等现象,有时把人吸走,危害十分严重。

一、龙卷风的类型和分级

(一)龙卷风的类型

龙卷风分为真龙卷风和类龙卷风两类。真龙卷风分为:多旋涡龙卷风、水龙卷、陆龙卷、火龙卷;类龙卷风分为:类龙卷风、阵风卷、尘卷。

1. 多旋涡龙卷风

指带有两股以上围绕同一个中心旋转的旋涡的龙卷风。

2. 水龙卷(或称海龙卷)

可以简单地定义为水上的龙卷风,通常意思是在水上的非超级单体龙卷风。

3. 陆龙卷

这是一个术语,用以描述一种和中尺度气旋没有关联的龙卷风。陆龙卷和水龙卷有一些相同的特点,例如强度相对较弱、持续时间短、冷凝形成的漏斗云较小且经常不接触地面等。虽然强度相对较弱,但陆龙卷依然会带来强风和严重破坏。

4. 火龙卷

非常罕见的龙卷风形态,是陆龙卷与火焰的结合。

5. 阵风卷

是一种和阵风锋与下击暴流有关的小型垂直方向旋转的气流。由于严格来说,它们和云没有关联,所以就它们是否属于龙卷风还存有争议。

6. 尘卷

也是一种柱状的垂直旋转气流,因此和龙卷风很像。尘卷之所以不属于龙卷风,是因为它们在晴朗的天气条件下形成,而且和云没什么联系。不过,它们偶尔也能引起大的破坏,尤其在干燥地区。

（二）龙卷风的分级

龙卷风按它的破坏程度不同,分为 0～5 增强藤田级数,简单来说就称为 EF 级,1971 年由芝加哥大学的藤田博士提出。

EF0 级:每小时 100～140 千米,可以把树枝、烟囱和路标吹跑,把较轻的碎片刮起来击碎玻璃,这种级数的龙卷风破坏程度较轻,我们称之为温柔龙卷风。

EF1 级:每小时 141～190 千米,可以把屋顶卷走,把活动板房吹翻,把汽车刮出路面,这种级数的龙卷风破坏程度中等,我们称之为中等龙卷风。

EF2 级:每小时 191～260 千米,可以把沉重的甘草包吹出去几百米远,把汽车吹翻,把大树连根拔起,把屋顶和墙壁一起吹跑,这种级数的龙卷风破坏程度较大,我们称之为较大龙卷风。

EF3 级:每小时 261～320 千米,可以把房顶、墙壁和家具一起卷走,使汽车全部脱离地面,货车、列车、火车全部脱轨并被卷走,树木都被连根拔起,这种级数的龙卷风破坏程度严重,我们称之为严重龙卷风。

EF4 级:每小时 321～430 千米,把汽车卷走,把一间牢固的房子夷为平地,这种级数的龙卷风破坏程度非常严重,我们称之为破坏性龙卷风。

EF5 级:每小时 431～520 千米,大型建筑物也能被刮起,汽车被刮飞,树木被刮飞,所有家具都变成了致命导弹,这种级数的龙卷风破坏程度是毁灭性的,我们称之为毁灭性龙卷风。

二、自救与互救

龙卷风经常出现在温暖、潮湿、不确定的气候条件下,大多在五六月份,也可能在任何时候,出现在任何地方,所以,要格外警惕。① 在接到龙卷风警报时,要立即躲进地洞或坚固的混凝土建筑物中隐蔽起来,茅屋或小木屋不是安全躲避龙卷风的地方。② 如在室内,要打开一些窗户,但不能全打开,以平衡建筑物内外的压力,打开的窗户应使屋内各室气流通畅。③ 如在野外开阔地,要立即从龙卷风经过道路的右角跑开,或平躺在最低处或深谷中。④ 假如时间允许的话,可挖一个防空壕,使你能低于地面隐蔽起来,避开大风。⑤ 龙卷风到来时不能打开窗户,在暴风雨中关紧门窗是非常重要的,要防止房屋在风雨中倒塌,可以在所有门窗上安装防风棚。具体做法是:测量每扇窗户和每个玻璃门,将长和宽都增加 20 厘米,即门和窗的每侧各增加 10 厘米,这样

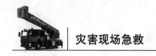

就可以用胶合板制成防风棚,同时要保证门锁能经受住猛烈的风暴袭击。不要靠近窗户和烟囱,不要在吃饭和睡觉的地方悬挂重物或玻璃用品。

三、现场救护

龙卷风过后地面一片狼藉,由于倒塌的建筑物、树木以及龙卷风本身对人体的影响,龙卷风现场的伤员伤情以全身多发伤为主,失血性休克患者多,失血量大而难以估计;伤口污染严重,处理困难;伤情严重、致残率高。因此,专业、有效的现场救护很有必要。

处理龙卷风造成的严重多发伤时要有轻重缓急的意识,应首先明确哪些情况可能危及伤员的生命安全。首先应确认是否存在如下情况:① 气道梗阻;② 伴呼吸困难的胸部损伤;③ 严重的外出血和内出血;④ 腹部损伤。

如果同时有多个伤员,应按严重程度决定其接受治疗的顺序。

若条件和时间允许,应尽早给伤员进行设备监护,理想的监护设施包括:心电图、血压、指端氧饱和度以及检测 CO_2 的设施。

(一)初级现场救护

龙卷风现场创伤救护的基本步骤包括:① 气道;② 呼吸;③ 循环;④ 神经损伤程度评估;⑤ 全身检查。初步检查不超过 2～5 分钟。当存在多个危及生命安全的情况时,应同时处理。

1. 气道管理

评估气道:伤者能否说话,呼吸是否费力。如存在呼吸道梗阻,按如下步骤处置。

(1) 提下颏/托下颌(舌体附着在下颌骨上)　下颏上提、下颌前托。

(2) 清除异物或分泌物(如果有的话)　清除伤员口中的异物和呕吐物时,用指套或指缠纱布清除口腔中的液体分泌物;清除固体异物时,一只手压开下颌,另一只手食指抠出异物。

(3) 放置口咽通气道或鼻咽通气道　放置口咽通气道时,自舌背向口中插入口咽通气道,先向上,碰到腭骨,旋转180°,再向下推入即可。在小儿,放置口咽通气道易损害软腭。放置鼻咽通气道时,润滑后,自鼻孔插入,放入口咽腔后部,耐受性好。

(4) 气管内插管,应注意保持颈部在中线位

① 经口气管插管:如果操作不当可能导致颈部过度后仰。插管时必须由助手在头颈部制动。环状软骨加压在饱胃患者十分重要。在听诊两肺有呼吸音证实气管位置在气管内后,使套囊充气。气管插管的目的如下:

(a) 保持呼吸道通畅,防止误吸。

(b) 不需要面罩和通气道,即可有效供氧。

(c) 便于控制呼吸,防止 CO_2 蓄积。

如果插管不成功,应在 30 秒内继续维持伤员的通气。切记:伤员会因缺氧而死,但绝不会死于没有气管内导管。

② 环甲膜切开术:适用于插管失败或呼吸困难的患者。触诊可触及环甲膜;在环甲膜部位切开皮肤;使用血管钳扩大切口,插入 4～6 号气管内导管或小号气管套管。

2. 呼吸管理

呼吸管理时应再次评估气道是否通畅、呼吸是否正常。如果不正常,应考虑以下处置步骤。

(1) 张力性气胸和血胸的引流减压:若怀疑有张力性气胸,应马上用粗针头在第二肋间隙穿刺入胸膜腔减压,为放置肋间负压引流管争取时间。

(2) 关闭开放性气胸。

(3) 人工辅助通气注意事项:① 若有条件,应持续吸氧直到病情稳定;② 若不可能在短时间内成功气管插管,应首先考虑切开环甲膜造口。当然这必须要有技术熟练的医务人员、足够的设备,须谨慎。

3. 循环管理

循环复苏的目的是恢复组织氧供。实施循环管理时应再次检查氧供、气道和呼吸等情况。如果循环不正常,应考虑如下步骤:① 止血;② 如果有可能,应建立 2 条静脉通道(14 G 或 16 G 针);③ 输液。

注意事项如下:

(1) 初步循环复苏的措施:保证伤员和救治者的安全前提下。

(2) 与大量失血时一样,循环复苏时应首先考虑液体复苏:① 建立良好的静脉通道很有必要,这需要置人至少 2 个大直径静脉套管(14 G 或 16 G 针),必要时切开周围静脉。② 如果有可能,所输注的液体(晶体液,例如生理盐水)应预先加温以维持体温稳定(可将晶体液放入温水桶里加热)。应注意低温可导致凝血机制紊乱。③ 应注意避免输注含糖液体。④ 应及时采样做实验室检查和交叉配血。

4. 神经损伤程度评估

迅速做出神经功能评估:能否对呼应有反应,对疼痛有无语言应答,是否有意识不清。如果来不及做 Glasgow 意识程度评分,则采用简洁的 AVPU 系统评估法。

① A(awake):清醒观察,即伤员是否清醒。

② V(verbal response):有无语言应答,即和伤员进行对话,观察伤员是否对语言指令有反应。

③ P(painful response):对疼痛有无反应。

④ U(unresponsive):无反应。

5. 全身检查

脱去患者全身衣服,查找受损部位。如果考虑有颈部或脊椎损伤,制动就显得尤为重要。

总之,在创伤现场参与抢救的医护人员应在最短的时间内对伤者进行初级评估,当患者出现病情变化时应重复进行初级评估,只有当病情基本稳定时才考虑进一步检查。

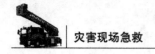

（二）转移

首批进入现场的医护人员应对灾害事故伤员及时做出分类,做好运送前医疗处置,指定运送,救护人员可协助运送,使伤员在最短时间内能获得必要治疗,而且在运送途中要保证对危重伤员进行不间断的抢救。

对危重灾害事故伤员尽快送往医院救治,对某些特殊事故伤害的伤员应送往专科医院。

第六节　　　　　　　溺　　水

溺水又称淹溺,是人淹没于水中,发生换气障碍及反射性喉头痉挛引起的窒息,若不及时抢救常危及生命。

淹溺后窒息并心脏停搏者称为溺死,是指水或其他液体进入呼吸道和肺泡引起窒息而死亡。据 WTO 于 2000 年统计,全球每年约 45 万人溺死。据资料统计,中国溺水死亡率为 8.77%,其中 0～14 岁的占 56.58%,是这个年龄阶段的第一死因,特别是农村地区更为突出,溺水在发达国家多发生于游泳池,而我国则以江、河、湖、塘、井多见。1991 年我国 1～4 岁儿童因溺水死亡的为 34.2/10 万人,排在各种死亡原因的第三位,这些孩子大部分是由于不慎跌入水中致死,少部分因游泳溺水而死。

一、溺水的分类

1. 干性淹溺与湿性淹溺

（1）干性淹溺:人入水以后,因受强烈刺激,引起喉头痉挛,以致呼吸道完全梗阻,造成窒息死亡。当喉头痉挛时,心脏可反射性地停跳,是因窒息、心肌缺氧而致心脏停搏。所有溺死者中 10%～40% 可能为干性淹溺。

（2）湿性淹溺:人淹没于水中,本能地引起反应性屏气,避免水进入呼吸道。由于缺氧不能坚持屏气而被迫呼吸,从而使大量水进入呼吸道和肺泡,阻滞气体交换,引起全身缺氧和二氧化碳潴留,呼吸道内的水迅速经肺泡吸收到血液循环系统。

2. 淡水溺水与咸水溺水

（1）淡水溺水:发生在淡水中,只要吸入 2.2 mL/kg 的水,便可发生低氧血症。其机制是淡水进入肺后很快被吸收到血液中导致溶血,释放出大量的钾,影响心脏功能,也可造成急性肾功能障碍。吸入淡水后,肺泡表面的活性物质发生改变,使肺泡萎缩引起急性缺氧。

（2）咸水溺水:发生在海水中,高渗性的咸水吸入肺里,使血浆蛋白由血液循环中渗入肺泡内,导致肺水肿引起低氧血症。

二、对溺水者急救

获救后,患者常意识不清,呼吸心搏微弱或停止,常有面色苍白、发绀、四肢厥冷,血压下降或测不到,口鼻充满泡沫、液体或杂质,腹部常膨隆。

（1）溺水者的救治贵在一个"早"字,将溺水者救上岸,首先要做的不是急忙找医生或送医院,而是迅速检查溺水者是否有呼吸和心跳,对仍有呼吸心跳的溺水者,可给予倒水处理:立即清除其口、鼻咽腔内的水、泥及污物,用纱布（手帕）裹着手指将伤员舌头拉出口外,解开衣扣、领口,以保持呼吸道通畅,然后抱起伤员的腰腹部,使其背朝上、头下垂,将其胃和气管内的水排出;或者抱起伤员双腿将其腹部放在急救者的肩上,快步奔跑,一方面可使肺内积水排出,另一方面也有协助呼吸的作用;或急救者取半跪位,将伤员的腹部放在急救者腿上,使其头部下垂,并用手平压腹部进行倒水。

（2）湿衣服吸收体温,妨碍胸部扩张,使人工呼吸无效。抢救时,应脱去湿衣服、盖上毛毯等保温。

（3）通畅呼吸道:将溺水者头后仰,抬高下颌,使气道开放,保持呼吸道通畅。

（4）呼吸停止者应立即进行人工呼吸,一般以口对口吹气为最佳。急救者位于伤员一侧,托起伤员下颌,捏住伤员鼻孔,深吸一口气后,往伤员嘴里缓缓吹气,待其胸廓稍有抬起时,放松鼻孔,并用一手压其胸部以助呼气。反复并有节律地（每分钟16～20次）进行,直至恢复呼吸为止。

（5）心搏停止者应先进行胸外心脏按压,直到心跳恢复为止。

（6）事故现场如果有较好的医疗条件,可对溺水者注射强心药物及吸氧,并做气管插管。

（7）经现场初步抢救,若溺水者呼吸心跳已经逐渐恢复正常,可让其服下热茶水或其他汤汁后静卧,可用干毛巾擦遍全身,自四肢躯干向心脏方向摩擦,以促进血液循环。仍未脱离危险的溺水者,应尽快送往医疗单位继续进行复苏处理及预防性治疗。在转运途中心肺复苏绝对不能中断。

溺水后存活与否的关键是溺水时间、水温、溺水者的年龄、及时有效的心肺复苏,这在抢救中极为重要。冬季溺水,低温可降低组织氧耗,延长了溺水者可能生存时间,因此即使溺水长达1小时,也应积极抢救。

第七节　　触　　电

一、触电的临床表现

触电的临床表现常见的有:

（1）轻者可出现恐惧、紧张、大喊、大叫、身体有难以耐受的麻木,被救下后有头晕、心悸、面色苍白,甚至晕厥,清醒后伴有心慌和四肢软弱无力。

（2）严重者可出现呼吸浅而快、心跳过速、心律失常或短暂昏迷。

（3）重者出现四肢抽搐、昏迷不醒或心搏骤停。

（4）不同部位、深度、面积的电烧伤。

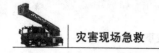

（5）伴有高空坠落伤。

二、触电的急救

1. 触电的急救原则

进行触电急救，应坚持迅速、就地、准确、坚持的原则。

（1）迅速脱离电源：触电者触电时间越长，造成心室颤动乃至死亡的可能性也越大。而且，人触电后，由于痉挛或失去知觉等原因，会紧握带电体而不能自主摆脱电源。因此，若发现有人触电，应采取一切可行的措施，迅速使其脱离电源，这是救活触电者的一个重要因素。实施抢救者必须保持头脑清醒，安全、准确、争分夺秒地使触电者脱离电源。

如果电源开关离救护人员很近时，应立即拉掉开关切断电源；当电源开关离救护人员较远时，可用绝缘手套或木棒将电源切断。如导线搭在触电者的身上或压在身下时，可用干燥木棍或其他绝缘物体将电源线挑开。

（2）就地急救处理：当触电者脱离电源后，必须在现场就地抢救。只有现场对安全有威胁时，才能把触电者抬到安全地方进行抢救，但不能等把触电者长途送往医院再进行抢救，以免耽误最佳抢救时间。从触电时算起，如能在 5 分钟以内及时对触电者进行抢救，则触电者的救生率可达 90% 左右；如 10 分钟以内施行抢救，则救生率只能达到 60% 左右；如超过 15 分钟才施行抢救，则触电者生还希望甚微。

（3）处置准确：实施抢救的人工呼吸动作必须就位准确、动作规范，正确进行心肺复苏。如果触电者神志清醒，仅心慌、四肢麻木或者一度昏迷但还没有失去知觉，应让他安静地休息。

（4）坚持抢救：坚持就是触电者复生的希望，百分之一的希望也要尽百分之百的努力。不抛弃、不放弃，生命一定有奇迹。

2. 触电的三种情况及其处理

（1）对触电后神志清醒者，要有专人照顾、观察，如果触电者所受的伤害不太严重，神志尚清醒，只是心悸、头晕、出冷汗、恶心、呕吐、四肢发麻、全身乏力，甚至一度昏迷，但未失去知觉，则应让触电者在通风暖和的处所静卧休息，并派人严密观察，同时请医生前来或送往医院诊治。

（2）如果触电者已失去知觉，对轻度昏迷或呼吸微弱，但呼吸和心跳尚正常者，则应使其舒适地平卧着，解开衣服以利呼吸，四周不要围人，保持空气流通，冷天应注意保暖，同时立即请医生前来或送往医院诊察。

（3）对触电后呼吸、心跳停止者，人工呼吸至少 4 小时，直至自主呼吸恢复为止，有条件者应行气管插管、吸入氧气、人工呼吸。不能轻易放弃抢救，如病人心搏、呼吸均停止，则行心肺脑复苏术。同时尽快拨打"120"或就地用车送往医院，送往医院的途中也要不间断抢救。

3. 触电急救的注意事项

（1）对于触电者的急救应分秒必争。发生心搏呼吸骤停的病人，病情都非常危重，这时应一面进行抢救,一面紧急联系,就近送病人去医院进一步治疗。在转送病人去医院途中,抢救工作不能中断。

（2）处理电击伤时,应注意有无其他损伤。如触电后弹离电源或自高空跌下,常并发颅脑外伤、血气胸、内脏破裂、四肢和骨盆骨折等。

（3）现场抢救中,不要随意移动伤员,因移动时,抢救中断时间就超过30秒。确需移动伤员或将其送医院,除应使伤员平躺在担架上并在背部垫以平硬阔木板外,应继续抢救,心搏呼吸停止者要继续人工呼吸和胸外心脏按压,在医院医务人员未接替前救治不能中止。

（4）对电灼的伤口或创面,不要用油膏或不干净的敷料包扎,送医后处理。

（5）有些严重电击伤患者当时症状虽不重,但在1小时后可突然恶化。有些患者触电后,心搏和呼吸极其微弱,甚至暂时停止,处于"假死状态",因此要认真鉴别,不可轻易放弃对触电患者的抢救。

第八节　　烧　　伤

烧伤主要指由热力、化学物质、电能、放射线等引起的皮肤、黏膜甚至深度组织的损害。其中皮肤热力烧伤较为多见,占各种烧伤的85%~90%。据统计,每年因各种意外伤害而造成的死亡人数中烧伤仅次于交通事故,排在第二位,而且在交通事故伤害中也有大量伤员合并烧伤。中国烧伤年发病率为1.5%~2%,即每年约有2 000万人遭受不同程度的烧伤病痛的伤害,其中约有5%的烧伤病人是需要住院治疗的重度烧伤。

烧伤对于人体健康的危害并不仅仅局限于生理上的痛苦,其对患者心理上的影响也是极其深远的,甚至是致命的。医学实践证明,烧伤早期形成时有效地正确处置,直接关系到烧伤形成的深度和愈后。因此,正确认识烧伤并了解其相关的知识,对于所有人而言都是非常重要的,甚至是必要的安全常识。

一、热烧伤(烫伤)

1. 烧伤的现场急救原则

（1）关键在于迅速脱离现场,转移到安全的地方。

（2）在将病人送往医院之前,应该对病人危及生命的合并伤,如窒息、大出血、骨折、颅脑外伤等进行准确的伤情判断,迅速给予必要的急救处理。

（3）尽快建立呼吸、静脉通道,适量补液,但应避免过多饮水,以免发生呕吐,单纯大量饮用自来水还可能发生水中毒。应该适量口服淡盐水或烧伤饮料。

（4）创面可暂不做特殊处理,简单清创即可,以免加重损伤、刺激病人。避免在创面上涂用有色外用药物。

2. 常用烧伤现场处理的方法

（1）冷水浸泡:对冷水处理应该提高到疗法的高度来认识。冷疗是源于北欧冰岛的一种古老的烧伤急救方法。热力烧伤后尽快给予冷水冲洗或浸泡,及时冷疗可以减少创面余热继续损伤尚有活力的组织,有利于防止热力继续作用于创面使其加深。局部及时冷却还具有减轻疼痛的作用,并可降低创伤面的组织代谢,通过减少局部的前列腺素而减轻疼痛,减少渗出和水肿。因此,如有条件,热力烧伤灭火后的现场急救中宜尽早进行冷疗。方法为将烧伤创面在自来水龙头下淋洗或浸入冷水中,水温以伤员能耐受为准,一般宜采用15℃以下的冷水冲洗或浸泡。也可采用冷水浸湿的毛巾、纱垫等敷于创面。冷疗的时间无明确限制,一般持续到冷疗的创面不再感到剧痛为止,多需0.5~1小时。冷疗一般适用于中小面积烧伤,特别是四肢的烧伤。大面积烧伤时,由于冷水浸浴面积范围较大,患者多不能耐受,尤其是寒冷季节,需注意患者保暖和防冻。大面积烧伤冷水处理的时间不宜过久,以免耽误早期复苏治疗的时机。

(2)冷敷料:冷疗敷料,涂有一种含93%水分的特殊凝胶,用于烧伤创面后,因水分蒸发而使创面很快冷却,冷却效果可以持续8小时。可为伤部提供一个恒定、合适的温度,随时可用。目前,在国外冷敷料已在消防、工矿企业和部队广泛使用。

(3)现场处理合并伤:头面部烧伤时,应首先注意眼,尤其是角膜有无烧伤,并优先予以冲洗。严禁用手或手帕揉擦。

(4)现场镇静止痛:烧伤后患者都有不同程度的疼痛和烦躁,可给予镇静止痛剂,一般轻度烧伤口服止痛片。用药后患者仍有烦躁不安,可能为血容量不足的表现,应加强抗休克措施,不宜短时间内重复用药,以免造成累积中毒的危险。

(5)保护创面:对烧伤创面,现场急救应不予特殊处理,可采用清洁敷料包扎或用干净被单覆盖创面。早期正确的处理方法,建议采取以下措施:① 尽快脱离致热源,去除湿热衣物。② 大量冷水冲洗,一方面可冲洗掉伤口表面污染物,另一方面可减轻疼痛、减轻炎症反应及水肿。③ 酸碱等化学物质烧伤更应该以大量清水冲洗,减轻腐蚀性伤害。④ 不要涂有色药水,如红药水或者龙胆紫等,以免影响对烧伤深度的判断。尤其像甲紫类有色的外用药,既影响对创面深度的判断,也增加清创的困难。创面不得涂搽红汞,因可经创面吸收而导致汞中毒。⑤ 尽早尽快到医院烧伤专科就诊,受过正规培训的烧伤科医生会根据烧伤程度采取不同的创面处理方法。

3. 烧伤现场急救常见错误的处理方法及教训

人体皮肤内神经末梢非常丰富,烧伤或烫伤后往往疼痛难忍,很多人在受伤后第一反应是急着涂药膏,最容易病急乱投医,什么偏方、秘方、道听途说的治疗经历等等都会拿来用上。早期不适当的处理,往往会使伤口感染、创面加深而对后期的愈合造成不利影响,原本不会遗留疤痕的浅度烧伤烫伤也因此在伤口愈合后残留明显瘢痕。

(1)用烧碱处理烧伤创面:很多人认为用烧碱处理创面可不起水泡,但不知道有水泡的创面只是二度烧伤,三度烧伤虽然不起水泡,但是烧伤深度会达到皮肤全层。创面用烧碱后,烧碱与创面的渗出液反应产热会导致创面加深。

(2)用高度白酒涂擦创面:之所以用高度白酒是因为自以为高度白酒有消毒作用,可以杀灭创面上的细菌。我们知道75%的酒精才有消毒作用,但一般高度白酒是不可能达到75%的浓度。另外,烧伤特别是浅度的烧伤,把酒喷洒在烧伤的创面上,一是病人疼痛难忍，甚至疼痛性休克；二是酒精经创面很快吸收甚至造成酒精中毒，特别是对于儿童简直就是二次伤害。

（3）用草木灰处理烧伤创面：是因为创面用了草木灰后，创面不再渗水或渗得比较少。烧伤后由于皮肤屏障作用丧失，必定有组织液渗出，小面积的是局部渗液，而大面积的是全身渗液，随着病程的进展，渗液逐渐减少，而用草木灰外敷在烧伤创面，无异于在渗水的墙上刷涂料，一是没有治疗作用，二是只能增加感染的机会，为后续的治疗增加了困难。

（4）用龙胆紫等作为外用药：用龙胆紫、红汞类及自己配制的药作为外用药，既影响对创面深度的判断，也增加清创的困难和创面感染的机会。创面涂搽红汞可经创面吸收而导致汞中毒。

（5）用不洁或带色的衣物包盖创面：用不洁衣物覆盖创面，一是容易导致烧伤创面的感染，二是烧伤创面的渗出液溶解了带色特别是劣质的衣物、被单的颜料并经创面吸收入患者体内，导致患者的脏器损伤。

（6）烧伤病人的转运：也是一个必须注意的问题。除非发生事故的现场距离医院很近或转运的交通工具速度非常快，一般情况下要在现场给予必要的处理。特别要注意在密闭房间里的烧伤或危险化学品的中毒，注意是否有呼吸道的烧伤或痉挛。如有呼吸道烧伤或痉挛情况要在现场给予适当的处理，包括吸氧，严重者给予气管插管或气管切开，并要给予输液等处理，否则长途转运有非常大的危险。

二、化学烧伤

危险化学品灼伤事故，主要指具有一定热力或腐蚀性的化学品意外与人体接触，引起局部组织损伤，并通过受损的皮肤、黏膜组织导致全身病理、生理的改变，有些化学物质还可以通过创面被吸收，引起全身中毒的病理过程。由化学物质引起的灼伤被统称为化学烧伤，其烧伤的程度取决于化学物质的种类、浓度和作用持续的时间。腐蚀性化学品是形成化学烧伤的重要原因之一，包括酸性腐蚀品、碱性腐蚀品和其他不显酸碱性的腐蚀品。

（一）危险化学品烧伤的特点

（1）危险化学品烧伤常伴随危险化学品的全身中毒。

（2）具有挥发性的化学物质被吸入到肺内可致化学性吸入性损伤，可导致肺水肿、肺炎，最终影响肺内的气体交换。

（3）某些危险化学品的烧伤创面可因化学品的性质不同而使创面进行性加深。

（4）某些危险化学品接触人体后，需经过一段潜伏期，然后才形成创面及出现中毒症状。

（5）个别危险化学品烧伤不能以创面大小判断病人严重程度。有时烧伤创面虽小，但中毒症状较重。

（6）某些危险化学品可经烧伤创面和受损的呼吸道，导致全身中毒，给治疗带来困难。

（7）危险化学品烧伤常伴有眼睛烧伤。

（8）危险化学品烧伤主要通过氧化、还原、脱水、腐蚀、溶脂、凝固或液化蛋白等作用致伤，损伤的程度多与危险化学品的种类、毒性、浓度、剂量和接触时间有关。与热力烧伤不同之处是，体表上化学致伤物质的损害作用要持续到被清除或被组织完全中和及耗尽方能停止，因此其创面愈合的时间较单纯热力烧伤创面愈合的时间要长得多。

（二）化学烧伤的现场急救

（1）所有化学烧伤均应迅速脱去化学物质浸渍的衣服。脱衣动作应该迅速、敏捷，又小心谨慎。套式衣裙宜向下脱，而不应向上脱，以免浸污烧伤面部，伤及眼部损伤视力。

（2）无论何种化学物质烧伤，均应立即用大量清洁水冲洗 20 分钟以上，可冲淡和清除残留的化学物质。

（3）巧用中和剂：如磷烧伤时可用 5％的碳酸氢钠，但切不可因为等待获取中和剂而耽误冲洗时间。应予注意的是，使用中和剂时因发生中和反应可产生热量，有时可加深烧伤。要注意有几种化学物质遇水生热，必须先拭除沾在创面上的化学物质，如四氯化钛遇水后就可产生盐酸并产生大量的热，因此应先用布或纸把四氯化钛吸掉或拭去，再用水彻底冲洗。石灰烧伤时也应先移去干石灰粉末后再用水冲洗。

（4）酸烧伤：急救时用大量清水冲洗伤处，随后按酸烧伤原则处理，有些腐蚀性酸烧伤如石炭酸，其脱水作用不如上述强酸强，但可被吸收进入血循环而损害肾脏。石炭酸不易溶解于水，清水冲洗后，用 70％的酒精冲洗。氢氟酸，其穿透性很强，能溶解脂质，继续向周围和深处浸入，扩大与加深的损害作用明显。应立即用大量清水冲洗，然后用 5％～10％的葡萄糖酸钙(0.5 mL/cm^2)加入 1％普鲁卡因沿创周浸润注射，使残存的氢氟酸化合成氟化钙，可停止其继续对组织的扩散与浸入。

（5）碱烧伤：急救时应立即用大量清水冲洗，冲洗时间更应延长。碱烧伤中的生石灰（氧化钙）和电石(CaC_2)的烧伤必须在冲洗前，先去除伤处的颗粒和粉末，以免水冲后产热对组织产生损伤作用。

（6）磷烧伤：急救时应立即扑灭火焰，脱去污染的衣物，用大量流动水冲洗创面，待冲洗完毕将伤处浸入水中，在水下洗掉磷颗粒，并使残留的磷与空气隔绝，阻断燃烧。切忌冲洗完毕就暴露于空气中，以免继续燃烧。用 1％的硫酸铜涂布，以使残留磷生成黑色的无毒性的二磷化三铜（不再燃烧），然后再用水冲去，最后再用 3％双氧水或 5％小苏打水冲洗，使磷渣再氧化成磷酐（无毒），便于识别和移除。但必须控制硫酸铜的浓度不超过 1％，如浓度过高，反可招致铜中毒。如现场一时缺水，可用多层湿布包扎创面，以使磷与空气隔绝，防止继续燃烧。忌用油质敷料包扎创面，因磷易溶于油脂，增加磷的溶解与吸收，而更易促进磷的吸收导致全身中毒；适用 3％～5％碳酸氢钠溶液湿敷包扎。

（7）甲醛触及皮肤时，先用清水冲洗，再用酒精擦洗，然后涂以甘油。碘触及皮肤时，可用淀粉、米饭涂擦，既减轻疼痛又能褪色。

（8）如误服强碱、强酸类腐蚀剂，不论服量多少，均可烧坏口腔、咽喉、食管与胃的黏膜,严重者可烧坏消化道的肌层直至穿孔。因此,解救时不可立即催吐或洗胃,以免食道与胃破裂或穿孔;可针对服用的强碱或强酸种类,将相应的中和溶液灌入,同时灌入牛奶、鸡蛋清、植物油或面糊等流体,以求保护好食管与胃黏膜,赢得抢救时间。

第九节　交通事故

交通事故又称为"世界第一大公害"。"车祸猛于虎"是对交通事故的真实写照。自1899 年纽约发生第一例车祸致死后,全世界死于交通事故的人数至今已经超过 4 000 万。近年来,全世界每年死于车祸者可能多达 300 万人。中国的交通事故死亡人数居世界第一,每年在 10 万人左右,平均每天死亡约 300 人。

一、交通事故概述

交通事故是指车辆在道路上因过错或者意外造成人身伤亡或者财产损失的事件。广义的交通事故包括公路、铁路、航空和水运交通所发生的意外事故;狭义的交通事故一般仅限于公路和道路交通意外事故。

(一)道路交通事故的类型

道路交通事故(亦称车祸),可分为如下几种类型:碰撞事故、碾压事故、刮擦事故、翻车事故、机动车坠落事故、机动车着火事故、机动车爆炸事故。

(二)道路交通事故对人造成的伤害

车祸对人造成的伤害大体可分为以下几种类型:

1. 减速伤

由于车辆突然而强大的减速(如紧急刹车、两车相撞)所致的伤害,如颅脑损伤、颈椎损伤、主动脉破裂、心脏及心包损伤以及"方向盘胸"等。

2. 撞击伤

多由机动车直接撞击伤员所致,由于车速快,一旦撞击,伤势多很严重。

3. 碾挫伤及压榨伤

多由车辆碾压挫伤,或被变形车厢、车身、驾驶室挤压而致伤。

(三)道路交通事故的致伤特点

车祸伤大致有以下的特点:

1. 暴力大、伤情重,伤情变化快,最常见的损伤是挫伤和骨折,开放性骨折多见,受伤部位大多为头、四肢、胸部,复合伤、多发伤较多,致残致死率高。

2. 乘车人以撞击伤、摔伤、挤压伤、穿刺伤较多见。

3. 路人以撞击、摔伤、碾压伤多见。

4. 两车相撞时,颈部甩鞭伤普遍存在。

5. 颅脑损伤、血气胸、肝脾破裂、多脏器损伤多见。

6. 脊柱骨折、脱位、截瘫多见;致残致死率高。

7. 主要死因:头部损伤、严重的复合伤和碾压伤。

二、现场救护

(一)到达现场后立即将受伤人员进行分类

1. 轻病人

软组织损伤或肢体损伤,无明显失血,病人意识清楚,简单处理后可送医院治疗。

2. 重病人

需要手术治疗,但可以拖延一段时间,病人无呼吸衰竭、内脏大出血、意识障碍等。

3. 危重病人

病人有明显的呼吸道阻塞、张力性气胸、呼吸困难、缺氧、大血管破裂出血、休克等危及病人生命情况,应立即治疗。

(二)互救步骤

(1) 首先将伤者从车内搬出,对活动性大出血,应就地止血。

(2) 气道堵塞的,立即疏通,然后搬运出车。

(3) 一时无法辨认有无脊柱外伤时,最好按脊柱外伤的搬运原则,如怀疑有颈椎的损伤,要首先在不要移动伤者的前提下,给伤者上好颈托,再搬运伤员。做到尽量不扭曲伤员的身体,将伤员平稳地抬出。

(4) 肿胀的伤肢,不要按摩,不要热敷,也不能用止血带,否则会加重伤势,但伤肢可以冷敷。

(5) 压埋的伤肢,压埋时间越短越好。病人应静卧,立即用夹板把伤肢固定,尽量少活动。

(三)不同致伤情况的紧急救治

1. 头部损伤的救护

(1) 如果伤员神志清醒,呼吸、脉搏正常,可进行伤部止血、包扎处理,然后扶伤员靠墙或在树旁坐下。

(2) 若伤员出现昏迷,要保持呼吸道通畅,并密切注意呼吸和脉搏。

2. 对呼吸停止者的抢救

(1) 呼吸停止者的症状是无呼吸声音和无呼吸运动。

(2) 保持呼吸道通畅,清除呼吸道梗阻。

(3) 立即行人工呼吸。

3. 对出血、休克病人的急救

(1) 休克的表现:① 面色苍白;② 四肢发冷;③ 额部出冷汗;④ 收缩压低于

90 mmHg以下，或测不出；⑤ 脉搏细速或摸不到。

（2）休克的现场急救：① 安置患者到安静的环境；② 抬起腿部使其处于垂直状态；③ 检查脉搏与呼吸；④ 语言安慰；⑤ 防止热损耗；⑥ 积极输液补充血容量；⑦ 吸氧。

4. 脊柱损伤、四肢骨折的急救

（1）脊柱损伤时，不要改变受伤者的姿势，采取正确的搬运方法。如挥鞭样损伤多见于高速（超过 60 km/h）行驶车辆因车辆突然刹车，或撞击到相对静止的车辆尾部使其突然减速，车上的乘客因惯性作用，头部在很短的时间内向前和向后剧烈晃动，使颈椎和颈髓发生损伤。

（2）对于四肢骨折者，要妥善固定后转运。四肢骨折、方向盘损伤、头面部损伤、撞击仪表板所致损伤。常见伤：小腿及膝部皮肤损伤，常为挫伤，呈印痕状，就像保险杠、冷却器隔扇的形态。胫骨骨折：典型为楔状，多发生在着地足。头部损伤：可由直接撞击（少）和撞击在车头罩及挡风玻璃上形成。

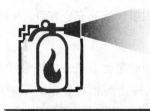

本书主要参考文献

［1］医疗救护员.茅志成主编.卫生部人才交流服务中心组织编写.北京:中国协和医科大学出版社,2007.

［2］救护员指南.中国红十字总会编.北京:社会科学文献出版社,2007.10(2014.3重印).

［3］医务人员基础生命支持:学员手册.美国心脏病协会.杭州:浙江大学出版社,2011.9(2015.5重印).

［4］灾害救援与护理.李红玉,刘玉锦主编.北京:人民卫生出版社,2014.

［5］紧急救助.民政部紧急救援促进中心,中国人民大学危机管理研究中心组编;唐钧主编.北京:中国人民大学出版社,2009.

［6］急诊医学.王佩燕主编.北京:人民卫生出版社,2002.

［7］心肺脑复苏.王一镗主编.上海:上海科学技术出版社,2001.1.

［8］重大灾害事件救护指南.罗希芝,孙明明,王晓兰主编.郑州:郑州大学出版社,2016.1.

［9］灾害应急与卫勤演练救援护理手册.胡雪慧,张慧杰主编.西安:第四军医大学出版社,2015.4.